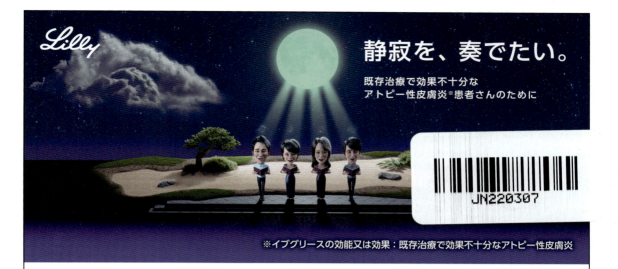

静寂を、奏でたい。

既存治療で効果不十分な
アトピー性皮膚炎※患者さんのために

※イブグリースの効能又は効果：既存治療で効果不十分なアトピー性皮膚炎

抗ヒトIL-13モノクローナル抗体製剤　薬価基準収載

イブグリース® 皮下注250mg
オートインジェクター
シリンジ

レブリキズマブ（遺伝子組換え）注射液
Ebglyss® Subcutaneous Injection Autoinjectors, Ebglyss® Subcutaneous Injection Syringes

生物由来製品　劇薬　処方箋医薬品（注意－医師等の処方箋により使用すること）
最適使用推進ガイドライン対象品目

1. 警告
本剤の投与は、適応疾患の治療に精通している医師のもとで行うこと。

2. 禁忌（次の患者には投与しないこと）
本剤の成分に対し過敏症の既往歴のある患者

4. 効能又は効果
既存治療で効果不十分なアトピー性皮膚炎

5. 効能又は効果に関連する注意
5.1 ステロイド外用剤やタクロリムス外用剤等の抗炎症外用剤による適切な治療を一定期間施行しても、十分な効果が得られず、強い炎症を伴う皮疹が広範囲に及ぶ患者に用いること。
5.2 原則として、本剤投与時にはアトピー性皮膚炎の病変部位の状態に応じて抗炎症外用剤を併用すること。
5.3 本剤投与時も保湿外用剤を継続使用すること。

6. 用法及び用量
通常、成人及び12歳以上かつ体重40kg以上の小児には、レブリキズマブ（遺伝子組換え）として初回及び2週後に1回500mg、4週以降、1回250mgを2週間隔で皮下投与する。なお、患者の状態に応じて、4週以降、1回250mgを4週間隔で皮下投与することができる。

7. 用法及び用量に関連する注意
本剤による治療反応は、通常投与開始から16週までには得られる。16週までに治療反応が得られない場合は、投与中止を考慮すること。

8. 重要な基本的注意
8.1 本剤投与中の生ワクチンの接種は、安全性が確認されていないので避けること。
8.2 本剤が疾病を完治させる薬剤でなく、本剤投与中も保湿外用剤等を併用する必要があることを患者に対して説明し、患者が理解したことを確認したうえで投与すること。

9. 特定の背景を有する患者に関する注意
9.1 合併症・既往歴のある患者
9.1.1 寄生虫感染患者　本剤を投与する前に寄生虫感染の治療を行うこと。また、患者が本剤投与中に寄生虫感染を起こし、抗寄生虫薬による治療が無効な治療が治癒するまで本剤の投与を一時中止すること。本剤はIL-13を阻害することにより2型免疫応答を減弱させ、寄生虫感染に対する生体防御機能を減弱させる可能性がある。
9.1.2 長期ステロイド内服療法を受けている患者　本剤投与開始後に経口ステロイドを急に中止しないこと。経口ステロイドの減量が必要な場合には、医師の管理下で徐々に行うこと。

11. 副作用
次の副作用があらわれることがあるので、観察を十分に行い、異常が認められた場合には投与を中止するなど適切な処置を行うこと。
11.1 重大な副作用
11.1.1 重篤な過敏症（0.2%）アナフィラキシー等の重篤な過敏症があらわれることがある。
11.2 その他の副作用（抜粋）5%以上：アレルギー性結膜炎、結膜炎

21. 承認条件
医薬品リスク管理計画を策定の上、適切に実施すること。

その他の注意事項等情報については電子添文を参照ください。

製造販売元〈文献請求先及び問い合わせ先〉
日本イーライリリー株式会社
〒651-0086 神戸市中央区磯上通5丁目1番28号

Lilly Answers リリーアンサーズ　（医療関係者向け）
日本イーライリリー医薬情報問合せ窓口
medical.lilly.com/jp

0120-360-605 ※1
受付時間 月曜日〜金曜日 8:45〜17:30 ※2
※1 通話料は無料です。携帯電話からでもご利用いただけます。
　　尚、IP電話からはフリーダイヤルをご利用できない場合があります。
※2 祝祭日および当社休日を除きます。

PP-LK-JP-0402　2024年5月作成

2025年 全日本病院出版会 年間購読のご案内

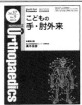

マンスリーブック オルソペディクス
編集主幹
松本守雄/斎藤 充

Vol. 38 No. 1～13（月刊）
税込年間購読料 42,570 円
（通常号11冊・増大号1冊・増刊号1冊）

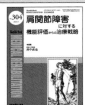

マンスリーブック メディカルリハビリテーション
編集主幹
宮野佐年/水間正澄/小林一成

No. 309～321（月刊）
税込年間購読料 40,150 円
（通常号11冊・増大号1冊・増刊号1冊）

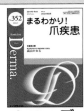

マンスリーブック デルマ
編集主幹
照井 正/大山 学/佐伯秀久

No. 356～368（月刊）
税込年間購読料 43,560 円
（通常号11冊・増大号1冊・増刊号1冊）

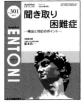

マンスリーブック エントーニ
編集主幹
曾根三千彦/香取幸夫

No. 305～317（月刊）
税込年間購読料 42,900 円
（通常号11冊・増大号1冊・増刊号1冊）

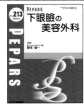

形成外科関連分野の好評雑誌 **ペパーズ**
編集主幹
上田晃一/大慈弥裕之/小川 令

No. 217～228（月刊）
税込年間購読料 42,020 円
（通常号11冊・増大号1冊）

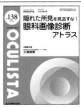

マンスリーブック オクリスタ
編集主幹
高橋 浩/堀 裕一

No. 142～153（月刊）
税込年間購読料 41,800 円
（通常号11冊・増大号1冊）

♣ 書籍のご案内 ♣

◆ **ゼロからはじめる Non-Surgical 美容医療**
著/宮田成章　定価5,940円（税込）B5判 164頁

◆ **角膜テキスト臨床版**
—症例から紐解く角膜疾患の診断と治療—
著/西田輝夫・森重直行・近間泰一郎・福田 憲
定価11,000円（税込）B5判 216頁

◆ **運動器臨床解剖学**
—チーム秋田の「メゾ解剖学」基本講座—改訂第2版
編/秋田恵一・二村昭元
定価6,490円（税込）B5判 248頁

◆ **明日の足診療シリーズⅣ**
足の外傷・絞扼性神経障害、糖尿病足の診かた
監/日本足の外科学会
定価8,690円（税込）B5判 274頁

◆ **[Web 動画付き]優投生塾 投球障害攻略マスターガイド**
編著/森原 徹・松井知之
定価7,480円（税込）B5判 302頁

◆ **睡眠環境学入門**
監/日本睡眠環境学会
定価3,850円（税込）B5判 270頁

◆ **[Web 動画付]外傷エコー診療のすすめ**
監/渡部欣忍・最上敦彦
編/笹原 潤・酒井瑛平
定価8,800円（税込）B5判 406頁

◆ **インプラント周囲骨折を極める**
編/馬場智規 定価16,500円（税込）A4変型判 406頁

◆ **[Web 動画付き]AKO 手術における私の工夫**
編/竹内良平　定価7,480円（税込）B5判 152頁

◆ **研修医・臨床検査技師のための乳腺・甲状腺検査の手引き—専門病院 相良病院×伊藤病院がおくる検査の実際—**
監/伊藤公一・相良吉昭
定価4,950円（税込）B5判 252頁

◆ **メンタルメイクセラピスト®検定公式テキスト＜学科編＞**
編/公益社団法人 顔と心と体研究会
定価7,920円（税込）B5判 298頁

◆ **ファーストステップ！子どもの視機能をみる**
—スクリーニングと外来診療—
編/仁科幸子・林 思音
定価7,480円（税込）B5判 318頁

年間購読のお客様には送料弊社負担にて，毎月最新号をお手元にお届けいたします．バックナンバーもぜひお買い求めください．

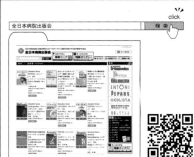

全日本病院出版会
〒113-0033 東京都文京区本郷 3-16-4
TEL：03-5689-5989　FAX：03-5689-8030
www.zenniti.com

Monthly Book *Derma.*

編集企画にあたって…

　ヒトは足が2本しかないという特徴を持つ哺乳類である．ほとんどの陸棲哺乳類は足が4本あり，ヒトの上肢に相当する構造物は前足と呼ばれている．鳥類も足を2本持つが，ペンギンやダチョウを除けばほとんどの鳥では移動するのに羽を使う．羽をもたないヒトは移動するのに必要な，たった2本しかない足を大切にしなければ，寝たきりになってしまい満足な社会生活を送ることができなくなる．

　足の皮膚は，心臓から最も遠い位置にあり，さらに足底の皮膚は全体重を受け止めなければならないといった過酷な状況にさらされている．また，特に足底は毛組織をもたないし，脂腺も存在しない．しかし，汗腺は発達しており，さらには体重を支えるだけの十分な角質ももちあわせている．また，毛がなくても同じようにケラチンでできており，日ごとに伸びて定期的に切らなければいけない，切っても血が出ないといった，毛と共通項を持つ爪という構造物を抱えている．こうやって考えると，足の皮膚はずいぶんと特殊であることが理解できるし，毛には毛の病気，爪には爪特有の疾患が存在する．

　足には様々な皮膚病変が出現するため，教科書の目次にしたがうと，湿疹・皮膚炎群にはじまって，各種の感染症や腫瘍などもその範疇に入ってくる．本特集では，足に好発する疾患，QOLやADLを低下させる病変，足の切断につながる病変，生命に関わる疾患，皮膚科医が診断や治療に難渋する境界領域の疾患など，重要と思われるものを中心に取り上げ，各分野のエキスパートの先生方に解説をお願いした．ご多忙のなか，よくこれだけ著名な先生方に快くお引き受けいただけたものだと，編者として極めて幸せに思う次第である．

　さて，Monthly Book Derma.の編集を担当させていただくのは，実に11年ぶりのことである．医学部の教員を55歳まで続けて，現在は医療福祉系大学およびその附属病院（全国では8施設しかない）で日々，教員として臨床家として過ごしているが，どの分野においても次世代への引き継ぎというのは大切なことである．最近は「直美（チョクビ）」（臨床研修後すぐに美容系分野に就職する医師）を，厚生労働省でも問題視し始めていると聞く．その数，年間200〜300名と新入医局員獲得に奔走する大学医局からすると羨ましい限りだそうである．小生のように皮膚潰瘍や足病変を専門にするレアな皮膚科医にとっても，後継者問題は喫緊の課題である．

　本特集を手にした若手医師のみならず，ベテランの先生方にも，「こういった分野があって，米国にはpodiatrist＝足病医という歯医者のような別の資格の医師があるくらい足は注目されている分野なんだよ」と後輩におすすめいただき，少しでも『あしの病気』に関心をもつ先生が増えてくれたら，と切に願う毎日である．

2024年10月

中西健史

KEY WORDS INDEX

和　文

あ 行

足　76
足白癬　33,67
異汗性湿疹　1,67
壊死性筋膜炎　25
壊死性軟部組織感染症　25
炎症性疾患　76

か 行

外用抗真菌薬　33
過角化　7
陥入爪　59
鶏眼　7
経口抗真菌薬　33
原発性足底多汗症　67

さ 行

三位一体　7
指趾粘液嚢腫　49
掌蹠型乾癬　1
掌蹠膿疱症　1
真菌学的検査　33
尋常性疣贅　67
接触皮膚炎　1
爪下外骨腫　49
爪甲色素線条　59
爪部ボーエン病　44
足底疣贅　44

た 行

ダーモスコピー　49
多職種連携　17
丹毒　25
超音波検査　76
爪白癬　33
点状角質融解症　67
糖尿病性足潰瘍　17
トラキオニキア　59

な，は 行

軟部腫瘍　76
膿疱化水疱　1
ヒト乳頭腫ウイルス　44
フットケア　7
胼胝　7
蜂窩織炎　25
包括的高度慢性下肢虚血　17

ま，わ 行

巻き爪　59
メラノーマ　49
WIfI 分類　17

欧　文

C

callus　7
cellulitis　25
chronic limb-threatening
　ischemia　17
clavus　7
contact dermatitis　1
corns　7

D

dermoscopy　49
diabetic foot ulcer　17
digital mucous cyst　49
dyshidrotic eczema　1,67

E，F，H

erysipelas　25
foot　76
foot care　7
human papillomavirus　44
hyperkeratosis　7

I，L

inflammatory disease　76

ingrown toenail　59
interprofessional work　17
longitudinal melanonychia　59

M，N

malignant melanoma　49
MRI　76
mycological examination　33
nail Bowen's disease　44
necrotizing fasciitis　25
necrotizing soft-tissue infections
　　　　　　25

O，P

onychomycosis　33
oral antifungal agent　33
palmoplantar psoriasis　1
palmoplantar pustulosis　1
pincer nail　59
pitted keratolysis　67
plantar wart　44
pompholy　1
primary plantar hyperhidrosis
　　　　　　67
pustulo-vesicle　1

S，T

soft tissue tumor　76
subungual exostosis　49
tinea pedis　33,67
topical antifungal agent　33
trachyonychia　59
trinity　7
tylosis　7

U，V，W

ultrasonography　76
verruca vulgaris　67
Warts in toe webs　44
WIfI classification　17

WRITERS FILE
ライターズファイル
(50音順)

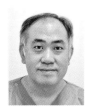

上田　暢彦
（うえだ　のぶひこ）

1996年	東京医科歯科大学卒業 同大学第一内科
1997年	草加市立病院内科
2000年	東京医科歯科大学皮膚科
2001年	東京都立墨東病院皮膚科
2002年	横須賀市民病院皮膚科
2004年	東京医科歯科大学皮膚科，医員
2005年	同，助手/病棟医長
2010年	NTT東日本伊豆病院皮膚科，部長
2018年	うえだ皮ふ科，院長

清水　晶
（しみず　あきら）

1996年	富山医科薬科大学卒業 群馬大学附属病院，研修医
1997年	利根中央病院皮膚科
1999年	群馬大学大学院医学系研究科
2003年	同大学大学院修了（医学博士） 同大学附属病院，医員
2007年	同，助手
2008〜10年	英国ユニバーシティカレッジロンドン留学
2013年	群馬大学皮膚科，講師
2021年	金沢医科大学皮膚科，教授

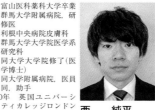

西　純平
（にし　じゅんぺい）

2014年	大分大学卒業 佐賀大学医学部附属病院，研修医
2016年	同大学皮膚科入局
2017年	同大学救急科，医員
2019年	祐寿会織田病院皮膚科
2020年	佐賀大学皮膚科，医員
2021年	国立病院機構佐賀病院皮膚科
2022年	佐賀大学皮膚科，助教

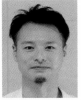

大森　俊
（おおもり　しゅん）

2007年	産業医科大学卒業 同大学皮膚科入局 北九州市立医療センター，臨床研修医
2009年	産業医科大学病院，産業医修練医
2013年	東芝ヒューマンアセットサービス株式会社，産業医
2015年	産業医科大学皮膚科，助教
2021年	小倉第一病院皮膚科，部長

谷口　晃
（たにぐち　あきら）

1996年	奈良県立医科大学卒業 同大学整形外科入局
1997年	榛原町立榛原総合病院整形外科
2003年	奈良県立医科大学大学院修了 榛原町立榛原総合病院整形外科
2006年	奈良県立医科大学救急，助手
2007年	田北病院整形外科
2010年	奈良県立医科大学整形外科，助教
2012年	同，講師（形成外科センター兼任）
2015年	米国Baylor University Medical Center留学 奈良県立医科大学整形外科，講師
2018年	同大学医療安全推進室長，病院教授
2019年	同大学整形外科，准教授

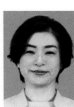

藤本　智子
（ふじもと　ともこ）

2001年	浜松医科大学卒業 東京医科歯科大学皮膚科入局
2002年	茅ヶ崎徳洲会病院皮膚科
2003年	川口工業病院皮膚科
2004年	武蔵野赤十字病院皮膚科
2005年	東京医科歯科大学皮膚科，医員/助教
2011年	多摩南部地域病院皮膚科
2014年	東京都立大塚病院皮膚科，医長
2017年	池袋西口ふくろう皮膚科クリニック，院長

岡田　克之
（おかだ　かつゆき）

1991年	群馬大学卒業
1992年	同，皮膚科入局
1997年	同，大学院博士課程修了 同，皮膚科，助手
1998年	桐生厚生総合病院皮膚科
2002年	同，診療部長
2019年	同，副院長 群馬大学医学部，臨床准教授
2020年	桐生市医師会，理事
2021年	桐生厚生総合病院，医療安全対策室長

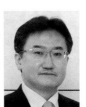

常深祐一郎
（つねみ　ゆういちろう）

1999年	東京大学卒業 同大学医学部附属病院皮膚科，研修医
2000年	国立国際医療センター皮膚科，研修医
2005年	東京大学大学院医学系研究科修了 同大学皮膚科，医員
2006年	同，助手
2008年	同，助教（名称変更）
2010年	東京女子医科大学皮膚科，講師
2014年	同，准教授
2019年	埼玉医科大学皮膚科，教授

藤本　徳毅
（ふじもと　のりき）

1998年	滋賀医科大学卒業 同大学医学部附属病院，医員（研修医）
2004年	同大学大学院医学系研究科，修了 同大学皮膚科，助手
2007年	同，助教
2011年	同，講師
2017年	同，准教授
2019年	ETH Zurich, Institute of Pharmaceutical Sciences 研究員（Michael Detmar 教授）
2020年	滋賀医科大学皮膚科，教授
2023年	倫理審査委員会委員長

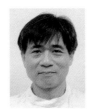

中西　健史
（なかにし　たけし）

1991年	滋賀医科大学卒業 大阪回生病院皮膚科
1993年	大阪市立大学大学院（第1生化学）
1997年	寺元記念病院皮膚科，医長
1998年	大阪市立大学皮膚科，助手
2005年	同大学大学院医学研究科皮膚病態学，講師
2009年	スイス マルガローリ&ヴェルネ社でフットケア研修
2013年	滋賀医科大学皮膚科，特任准教授
2018年	同，病院教授
2021年	明治国際医療大学皮膚科，教授

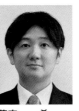

藤森　一希
（ふじもり　かずき）

2017年	杏林大学卒業 同大学医学部付属病院総合研修センター，初期研修医
2019年	東京医科大学病院皮膚科，後期臨床研修医
2020年	同大学八王子医療センター皮膚科，後期臨床研修医
2021年	上尾中央総合病院皮膚科，医員
2022年	東京医科大学病院皮膚科，臨床研究医

前付 5

INDEX

Monthly Book *Derma.* No. 354／2024.11 ◆目次

1 あしの炎症性皮膚疾患 ……………………………………藤森　一希ほか

あしの炎症性皮膚疾患は日常診療で比較的遭遇する機会が多い．しかし鑑別は多岐にわたり，治療は難渋することが多いため，早期診断が鍵となる．

7 物理化学的障害

胼胝・鶏眼 ………………………………………………岡田　克之

足底の皮膚は角層が極めて厚く，それゆえ足が守られる．足が変形すれば荷重により病的過角化をきたし，胼胝や鶏眼を発症する．予防には適切な歩行と靴の選択が必要である．

17 物理化学的障害

あしの難治性皮膚潰瘍 ……………………………………大森　俊

足部の難治性皮膚潰瘍は最終的に下肢切断に至る可能性があるため，その特徴の理解に努め，創傷を包括的に評価し，多職種と連携しながら診療を行うことが重要である．

25 感染症

あしの細菌感染症 …………………………………………西　純平ほか

皮膚感染症は頻度が高い起因菌を知っておくこと，外科的処置が必要か検討することが大切である．壊死性筋膜炎を見逃さないために全身症状にも目を向けることが重要である．

33 感染症

足白癬と爪白癬 ……………………………………………常深祐一郎

足白癬や爪白癬は真菌学的に確定診断する．足白癬では効果の高い薬剤と病変の状態に応じた剤形を選択し，適切に外用指導を行う．爪白癬は経口抗真菌薬が第1選択である．

44 感染症

あしのウイルス感染 ………………………………………清水　晶

足底疣贅の診断は困難である場合があり，簡易的なタイピング方法が望まれる．足の粘膜型ハイリスク HPV 感染は稀ではあるが，浸軟などにより感染が成立した可能性がある．

あしの病気 私はこうしている

◆編集企画／明治国際医療大学教授　中西　健史　　◆編集主幹／照井　正　　大山　学　　佐伯　秀久

49　あしに生じる皮膚腫瘍‥‥‥‥‥‥‥‥‥‥‥‥‥藤本　徳毅

あしの皮膚腫瘍を診るためには，足底と爪部にみられる特徴的な腫瘍の鑑別，診断，治療について知っておくことが必要である．

59　付属器疾患

あしの爪疾患‥‥‥‥‥‥‥‥‥‥‥‥‥‥‥‥‥上田　暢彦

足の爪に関わる疾患として陥入爪，巻き爪，トラキオニキア，爪甲色素線条について当院の治療方針を含めて解説した．

67　付属器疾患

足底における多汗症‥‥‥‥‥‥‥‥‥‥‥‥‥‥藤本　智子

足底多汗症に合併しやすい疾患が存在し，足底多汗症患者に特有の困りごともある．その疾患特性を理解したうえで行うべき適切な治療と生活指導を解説する．

76　皮膚科医も遭遇し得る整形外科「あしの病気」‥‥‥‥‥谷口　晃

皮膚科外来でもときに遭遇する．足部の体表に近い場所に好発する腫瘍性病変や炎症性疾患などにつき，病態や画像診断，治療方法について解説する．

Key Words Index ‥‥‥‥‥‥‥‥‥‥前付 4
Writers File ‥‥‥‥‥‥‥‥‥‥‥前付 5
FAX 専用注文書 ‥‥‥‥‥‥‥‥‥85
FAX 住所変更届 ‥‥‥‥‥‥‥‥‥86
バックナンバー在庫一覧 ‥‥‥‥‥‥87
掲載広告一覧 ‥‥‥‥‥‥‥‥‥‥88
Monthly Book Derma. 次号予告 ‥‥‥‥88

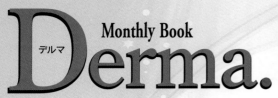
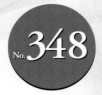

No. 348 2024年6月増刊号

好評

達人が教える!
"あと一歩"をスッキリ治す 皮膚科診療テクニック

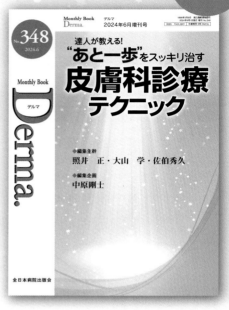

編集企画：中原剛士
（九州大学教授）

定価 6,490円（本体 5,900円＋税）　B5判・246ページ

治りきらない皮膚疾患の治療方針に迷ったとき、スッキリ治すための「コツ」や「ヒント」をまとめました。日常診療で困ったときに読み返したい必携の1冊です！

━━ Contents ━━

- アトピー性皮膚炎の外用治療の"あと一歩"
- 新規全身治療薬でも難治なアトピー性皮膚炎治療の"あと一歩"
- しつこい手湿疹治療の"あと一歩"
- しつこい頭部脂漏性皮膚炎治療の"あと一歩"
- 皮膚瘙痒症 治療と指導の"あと一歩"
- スッキリしない蕁麻疹治療の"あと一歩"
- 遺伝性血管性浮腫 診断と治療の"あと一歩"
- 被疑薬の特定が難しい薬疹治療の"あと一歩"
- 酒皶治療の"あと一歩"：赤みをどうする？
- 虫刺症 原因の特定や患者説明，治療の"あと一歩"
- しつこい疥癬治療の"あと一歩"
- 難治性尋常性疣贅の"あと一歩"
- 爪白癬 完全治癒への"あと一歩"
- JAK阻害薬使用中のヘルペス感染症 その対策の"あと一歩"
- 伝染性軟属腫治療の"あと一歩"
- 繰り返す蜂窩織炎治療の"あと一歩"
- 非結核性抗酸菌症治療の"あと一歩"
- 円形脱毛症治療の"あと一歩"―病期別治療攻略法―
- サルコイドーシス 皮膚症状治療の"あと一歩"
- 繰り返すうっ滞性潰瘍の治療・処置の"あと一歩"
- 膠原病 皮膚症状に対する治療の"あと一歩"
- 菌状息肉症治療の"あと一歩"
- 難治性水疱性類天疱瘡治療の"あと一歩"
- 天疱瘡治療の"あと一歩"
- コロナ感染・コロナワクチン接種後の皮膚疾患 こじれた場合の"あと一歩"
- 繰り返す結節性紅斑治療の"あと一歩"
- 繰り返す胼胝・鶏眼治療の"あと一歩"
- 痤瘡瘢痕治療の"あと一歩"

全日本病院出版会
〒113-0033　東京都文京区本郷 3-16-4　Tel：03-5689-5989
www.zenniti.com　　　　　　　　　　　Fax：03-5689-8030

◆特集/あしの病気 私はこうしている
あしの炎症性皮膚疾患

藤森一希* 黒木香奈** 大久保ゆかり***

Key words：掌蹠膿疱症(palmoplantar pustulosis)，異汗性湿疹(dyshidrotic eczema, pompholy)，掌蹠型乾癬(palmoplantar psoriasis)，膿疱化水疱(pustulo-vesicle)，接触皮膚炎(contact dermatitis)

Abstract あしの炎症性皮膚疾患には掌蹠膿疱症，異汗性湿疹，掌蹠型乾癬，接触皮膚炎などがあり，日常診療で比較的多く遭遇する．それぞれ原因，治療法が異なるため正確な診断が求められるが，非典型例では臨床的に鑑別が困難な場合がある．特に掌蹠膿疱症，異汗性湿疹，掌蹠型乾癬はいずれも長い経過で寛解増悪を繰り返し，患者の生活の質(quality of life：QOL)が低下しやすいため早期の治療介入が望ましい．本稿では上記疾患における臨床的な特徴を中心に鑑別点を解説していく．

はじめに

あしの炎症性皮膚疾患は日常診療で頻繁に遭遇する疾患である．あしは体重を支え，歩行するために重要な部位でありその皮膚に発生する疾患は日常生活に大きな影響を与え QOL が低下する．特に，掌蹠膿疱症，異汗性湿疹，掌蹠型乾癬，接触皮膚炎は症状が類似しており鑑別が困難な場合がある．今回，これらの鑑別点を明確にし，適切な治療法を行うための手助けとなる情報を提供する．

掌蹠膿疱症

掌蹠膿疱症(palmoplantar pustulosis, pustulosis palmo-plantaris, pustulosis palmaris et plantaris：PPP)は手掌，足底に無菌性膿疱，小水疱，膿疱化水疱，痂皮，落屑，紅斑を生じる慢性疾患

である．男性に比べて女性に多く，中年以降に発症しやすい．掌蹠を超えて前腕や肘，足背，下腿，膝，臀部に掌蹠外皮疹を生じることがある．掌蹠外皮疹は落屑を伴う紅褐色斑や膿疱を呈し，乾癬に類似するが乾癬の皮疹に比べて浸潤は軽度で鱗屑は厚くなく，境界も不明瞭である[1]．PPP 患者においては，皮膚症状に加えて爪病変がみられることがある．爪甲点状陥凹，爪甲剥離，爪甲下膿疱，爪甲下角質増殖，爪甲肥厚，変色，爪甲破壊などを示すことがあり PPP 患者の約30％でみられる[2,3]．また，PPP 患者の約10〜30％に掌蹠膿疱症性骨関節炎(pustulotic arthro-osteitis：PAO)を合併することがあり，胸骨や胸鎖関節に多く，患者の生活の質(quality of life：QOL)を障害するため早期治療介入が望まれる[4,5]．鑑別診断として白癬，異汗性湿疹，Hallopeau 稽留性肢端皮膚炎，好酸球性膿疱性毛包炎の掌蹠病変，膿疱性乾癬の掌蹠病変などが挙げられ，掌蹠外皮疹を伴う場合は急性汎発性膿胞性細菌疹(acute generalized pustular bacterid：AGPB)も鑑別に挙がる[6]．PPP の典型的な臨床像として，手掌においては中央や母指球に，足底では足弓部，踵部，足縁部に水疱

---

* Kazuki FUJIMORI，〒160-0023 東京都新宿区西新宿 6-7-1 東京医科大学医学部皮膚科学分野，臨床研究医
** Kana KUROKI，同，助教
*** Yukari OKUBO，同，特任教授

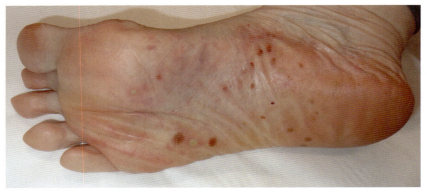

図 1. 掌蹠膿疱症の臨床像
土踏まずを中心に紅斑と紅斑上に鱗屑，痂皮，小膿疱，小水疱を認める．
（東京医科大学皮膚科症例）

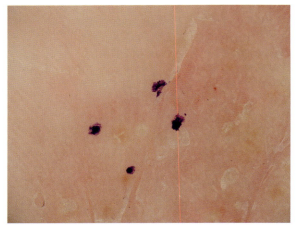

図 2. 膿疱化水疱のダーモスコピー像
水疱中央から膿疱化している．
（東京医科大学皮膚科症例）

と膿疱が混在する（図 1）．ダーモスコピーで観察すると中央に白色の膿疱を有する膿疱化水疱（pustulo-vesicle）を観察することができ（図 2），PPP に特徴的な所見とされているため，他疾患との鑑別に有用である[1]．PPP の皮疹は，まず表皮内に小水疱（vesicle）が形成され，水疱中央から膿疱化する膿疱化水疱を経て膿疱（pustule）となる．皮疹の寛解増悪を繰り返すうちに痂皮，落屑，紅斑などが出現するようになる[7]．しかし，これらの臨床像が常時みられるわけではなく，軽症例では膿疱がみられないこともあり，その際は経過を慎重にみていく必要がある．

異汗性湿疹

異汗性湿疹は手指側面に多発性の小水疱を生じ，強い瘙痒を伴うことを特徴とする[8]．原因として，発汗異常や表皮内汗管の異常などが考えられてきたが，病理組織学的に水疱部に表皮内汗管の異常はないことが報告された[9]．アトピー性皮膚炎や接触皮膚炎，金属アレルギーと関連しているという報告もあるが，原因はいまだ明らかとなってはいない[10,11]．小水疱が手掌や足底にも生じることがあり（図 3），黄色を呈することもあるため PPP との鑑別を要する．臨床的に異汗性湿疹の病変は水疱が主体であり（図 4），PPP の病変は膿疱が主体であるため典型的な臨床像であれば鑑別は可能である[12]．しかし異汗性湿疹の病変に感染を伴うと膿疱化をきたすこともあり，PPP において初期は水疱だけの時期もあるため鑑別が困難なこともしばしばみられる．2019 年に PPP と異汗性湿疹の鑑別に病理組織学的検討の必要性を述べ，PPP では表皮内に海綿状態を伴わない水疱形成がみられるが異汗性湿疹では海綿状態を伴う，PPP では水疱，膿疱の辺縁に微小膿瘍の形成を認めるという報告がされ[13]，鑑別に有用である．PPP も異汗性湿疹も日常診療で比較的よく遭遇する疾患であり，慢性的に寛解増悪を繰り返すことも多いため，診断が困難な場合は積極的な皮膚生検が検討される．

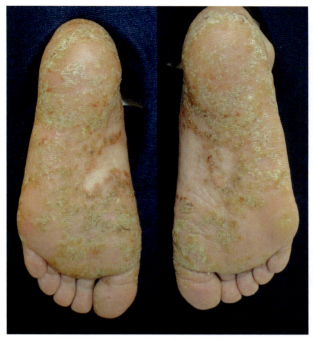

図 3. 異汗性湿疹の臨床像
足底全体に角化性紅斑を認め,小水疱が集簇している.
(東京医科大学皮膚科症例)

掌蹠型乾癬

　乾癬は厚い銀白色の鱗屑を伴った紅斑,丘疹を特徴とする慢性炎症性角化症である.肘頭,膝蓋,被髪頭部,臀部などの刺激を受けやすい部位に生じる傾向にあることが一般的である.しかし,掌蹠に広範囲に角化性皮疹を伴う乾癬も報告されており,掌蹠型乾癬(palmoplantar psoriasis)と呼ばれ,乾癬患者の3～4%を占めるといわれている.皮膚症状は主に境界明瞭で厚い角質増殖を伴う角化性紅斑,無菌性膿疱,あるいは両者が混合した臨床像を手掌,足底に呈するが,そのなかでも最も一般的なのは境界明瞭な厚い角質増殖を伴う角化性紅斑である(図5, 6).手掌足底の病変はPASI (psoriasis area and severity index)スコアが低く,体表面積(body surface area)の5%未満にしか影響を与えないが,臨床的に瘙痒,疼痛,灼熱感,亀裂に苦しむため著しく患者のQOLが低下してしまう.そのため,早急な診断が求められる[14].

　2021年に横田ら[15]は掌蹠型乾癬において,自験

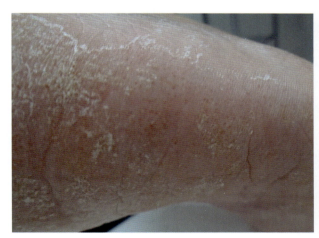

図 4. 異汗性湿疹の臨床像(拡大)
鱗屑と小水疱が集簇している.
(東京医科大学皮膚科症例)

例5例を含めた本邦報告例19例についてまとめており,平均年齢53.2歳,男性が7例,女性11例(不明例1例あり)であったと報告している.また,横田らが報告した5例のうち4例に掌蹠に刺激の加わる生活歴(仕事で重いロープを引く,趣味として卓球,バレーボール,ウォーキングなど)があ

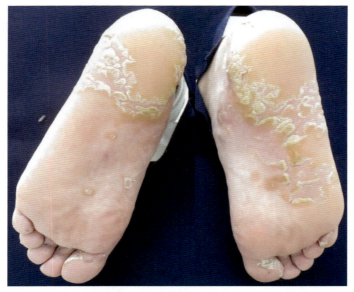

図 5. 掌蹠型乾癬の臨床像
踵を中心に角化性紅斑を認める．
（東京医科大学皮膚科症例）

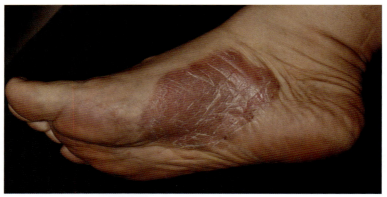

図 6. 掌蹠型乾癬の臨床像
土踏まず〜足内側縁に角化性紅斑を認める．
（東邦大学医療センター大森病院皮膚科 橋本由起先生のご厚意による）

り，絶え間ない物理刺激によりケブネル現象が生じやすい掌蹠優位に皮疹が誘発されていると考察している．ステロイドやビタミン D_3 外用単独治療，エキシマライトなどの局所治療を行った症例では効果が限定的であったのに対して，生物学的製剤や内服薬による全身療法を行った症例では高い効果が示されたとも報告している．掌蹠型乾癬は臨床的に手湿疹と類似している．Parkら[16]は鑑別点として，掌蹠型乾癬は瘙痒や小水疱を伴わず境界明瞭な病変が多いが，手湿疹は生活環境における刺激物，アレルゲンへの曝露，職業，アトピー性皮膚炎や貨幣状湿疹の併存，パッチテスト陽性所見を示すことが多い．しかし，これらは両疾患でみられることがあるため臨床所見からの鑑別は難しいと述べている．したがって臨床所見に加えて病理組織学的所見も併せて鑑別を行うことが重要である[15]．

接触皮膚炎

接触皮膚炎は，① 刺激性接触皮膚炎，② アレル

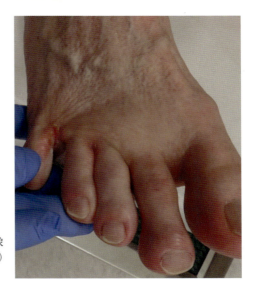

図 7.
ラノコナゾール（アスタット®）による接触皮膚炎の臨床像
（東京医科大学皮膚科 原田和俊先生のご厚意による）

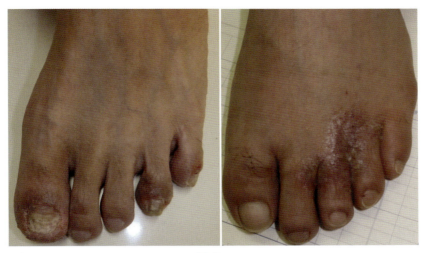

a|b　　　　　　　　　　　　　　　図 8.
　　　　a：エフィコナゾール（クレナフィン®）による接触皮膚炎の臨床像
　　　　b：ルリコナゾール（ルリコン®）による接触皮膚炎の臨床像
（東京医科大学皮膚科 原田和俊先生のご厚意による）

ギー性接触皮膚炎，③ 光接触皮膚炎（光毒性接触皮膚炎と光アレルギー性接触皮膚炎），④ 全身性接触皮膚炎・接触皮膚炎症候群に大別される．あしにおける主な接触源は靴下のゴム，靴の接着剤，外用抗真菌薬が多いとされる[17]．革のなめし剤や色素，ゴムの添加剤によるアレルギー性接触皮膚炎も報告があり，臨床症状として紅斑，水疱，落屑，痂皮，湿潤を認める[18]．そのなかでも日常診療で外用抗真菌薬による接触皮膚炎はよく遭遇する疾患である．図7はラノコナゾール（アスタット®）による接触皮膚炎である．趾間部に限局して紅斑，鱗屑，丘疹，小水疱を認め，白癬に類似した症状を呈している．図8-aはエフィコナゾール（クレナフィン®）による接触皮膚炎であり，図8-bはルリコナゾール（ルリコン®）による接触皮膚炎である．紅斑，水疱，丘疹，びらんを認める．両方とも外用部位を超えて皮疹を認めている．また一部で白色〜黄色の浸出液を認め，症状が増悪すると細菌による2次感染をきたし得る可能性もあるため注意が必要である．このように外用抗真菌

薬による接触皮膚炎は外用部位を中心に症状を生じるため，爪白癬治療薬では爪周囲皮膚，足白癬治療薬では趾間部を中心に症状をきたす．1980年後半からイミダゾール系抗真菌薬の使用頻度が増加し，それに伴う接触皮膚炎も増加している．また，同じ系統の抗真菌薬間では交差感作を起こす可能性があるため外用薬をスイッチする際は同系統を避けたほうが望ましい．鑑別疾患は無数にありほぼすべての皮膚疾患の鑑別疾患として接触皮膚炎が挙げられる程である[19]．そのため日常診療においては常に鑑別として接触皮膚炎を念頭に置く必要があり，しっかりと問診を行うことが肝要である．

おわりに

あしの炎症性皮膚疾患は，その原因や症状が多岐にわたるためそれぞれに適切な治療を行うことが求められる．掌蹠膿疱症，異汗性湿疹，掌蹠型乾癬，接触皮膚炎はしばしば鑑別が困難な場合もあり，必要に応じて皮膚生検や，症状の経過をみていく必要が生じる．これらの疾患の特徴を理解し，患者自身にも知識を深めてもらい，適切な対策を講ずることが必要である．本稿がその一助になれば幸いである．

引用文献

1) 照井　正ほか：掌蹠膿疱症診療の手引き 2022. 日皮会誌，**132**(9)：2055-2113，2022.
2) Burden AD, et al：The spectrum of nail involvement in palmoplantar pustulosis. *Br J Dermatol*, **134**(6)：1079-1082, 1996.
3) Masuda-Kuroki K, et al：Nail lesions in palmoplantar pustulosis and pustulotic arthro-osteitis impairs patients' quality of life：Suggesting new assessment tool of PPP nail lesions. *J Dermatol Sci*, **106**：29-36, 2022.
4) Yamamoto T, et al：Characteristics of Japanese patients with pustulotic arthro-osteitis associated with palmoplantar pustulosis：a multicenter

study, *Int J Dermatol*, **59**：441-444, 2020.
5) 大久保ゆかり：掌蹠膿疱症はいかに患者のQOLを低下させるか？ *J Visual Dermatol*, **11**：1032-1035，2012.
6) 黒木香奈：掌蹠膿疱症の病理組織学的特徴と鑑別診断．皮膚科，**1**(2)：12-16，2022.
7) Murakami M, et al：Palmoplantar pustulosis：Current understanding of disease definition and pathomechanism. *J Dermal Sci*, **98**(1)：13-19, 2020.
8) 伊藤正俊：手の湿疹，足の湿疹．最新皮膚科学体系 3（玉置邦彦編），中山書店，pp. 71-77，2002.
9) Kutzner H, et al：Are acrosyringia involved in the pathogenesis of "dyshidrosis"？ *Am J Dermatopathol*, **8**(2)：109-116, 1986.
10) Yokozeki H, et al：The role of metal allergy and local hyperhidrosis in the pathogenesis of pompholyx. *J Dermatol*, **19**(12)：964-967, 1992.
11) Veien NK, et al：Nickel, cobalt and chromium sensitivity in patients with pompholyx（dyshidrotic eczema）. *Contact dermatitis*, **5**(6)：371-374, 1979.
12) 西澤　綾：【皮膚科医が行う足診療】足だからおこるさまざまな皮膚疾患．*MB Derma*, **243**：69-76，2016.
13) Masuda-Kuroki K, et al：Diagnostic histopathological features distinguishing palmoplantar pustulosis and pompholyx. *J Dermatol*, **46**(5)：399-408, 2019.
14) Broggi G, et al：Palmoplantar Psoriasis：A Clinico-Pathologic Study on a Series of 21 Cases with Emphasis on Differential Diagnosis. *Diagnostics*（*Basel*）, **12**(12)：3071, 2022.
15) 横田真樹ほか：当科で加療した掌蹠型乾癬 5例の検討．皮膚病診療，**43**(9)：786-793，2021.
16) Park JY, et al：The histopathological differentiation between palmar psoriasis and hand eczema：A retrospective review of 96 cases. *J Am Acad Dermatol*, **77**(1)：130-135, 2017.
17) 高山かおるほか：接触皮膚炎診療ガイドライン2020. 日皮会誌，**130**(4)：523-567，2020.
18) 関東裕美ほか：靴皮膚炎の 2例．皮膚，**26**(3)：664-671，1984.
19) 西岡　清：アレルギー性接触皮膚炎．最新皮膚科学体系 3（玉置邦彦編），中山書店，pp. 13-18, 2002.

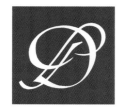

◆特集／あしの病気 私はこうしている
物理化学的障害
胼胝・鶏眼

岡田克之*

Key words：胼胝(callus, tylosis)，鶏眼(clavus, corns)，過角化(hyperkeratosis)，フットケア(foot care)，三位一体(trinity)

Abstract 胼胝も鶏眼も，皮膚科診療ではありふれた疾患である．たいていは足に生じ，高度な病変は歩行に影響するため，整形外科や義肢装具士，シューフィッターとの連携も必要となる．胼胝は外力によって過角化した局面で，中央で深部に刺さるような芯を生じると鶏眼となる．発生要因の検討が不可欠であり，歩行や足の変形との関連もみる．治療の第一は，簡便カミソリやコーンカッターによる削り処置である．臨床診断は容易だが，尋常性疣贅，掌蹠角化症などが鑑別に挙がる．糖尿病などで末梢神経障害のある場合は要注意である．日常生活に関連する皮膚疾患であり，予防医学の観点から市民啓発も進めるべきであろう．フットキュア，フットケア，フットウェアの三位一体の足病対策が不可欠である．加齢変化に合わせて，愛護的な皮膚科処置を行い，患者，家族，介護者には十分な指導が必要である．

はじめに

皮膚科医は言うまでもなくすべての皮膚を対象とした皮膚疾患を診療している．足に関してはどうだろう．足病対策を考えたとき，いわゆるフットケア，治療を施すフットキュア，靴や装具などのフットウェア，この三位一体が不可欠であり，多職種のみならず多業種連携が大切になる．一般市民の方々にとってみれば，自分の足は大丈夫という正常性バイアスが働くのであまり気にしていないかもしれないが，胼胝や鶏眼から壊疽につながる例もある．日本皮膚科学会のウェブサイトでも，皮膚科 Q&A の中で，イボとミズイボ，ウオノメとタコ「どう違うのですか？」と題したクエスチョンを用意している．ありふれた皮膚疾患の胼胝・鶏眼であるが，予防，治療，管理，歩行，靴，そして市民啓発など，皮膚科医は幅広く取り組ま

なくてはならない．

> **＜足人かるた®＞**
> 筆者は，ぐんま足人(あしんちゅ)の会[1]を主宰している．足病やフットケアに関わる多職種，多業種が集まって，2019 年に結成された．いかに市民啓発を進めるかと考えて，足人かるた®を作成した．群馬県は上毛かるたというご当地かるたがあって，かるたになじんだ県民性があるからだ．以下，その絵札と読札も掲載しながら進めていく．

症 状

筆者が皮膚科に入局した頃，胼胝は Schwiele というように，病名は主にドイツ語で覚えていた．鶏眼は Hühnerauge，すなわち鶏の目で鶏眼というわけだ．日本では古来からウオノメ(魚の目)と呼ばれており，なぜこの差が出たかといえば，民族による食生活の違いなのかもしれない．

---

* Katsuyuki OKADA, 〒376-0024 桐生市織姫町 6-3 桐生厚生総合病院，副院長/皮膚科診療部長

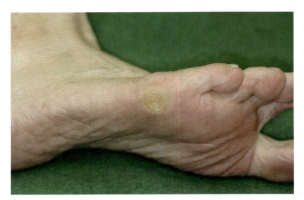

図 1. 胼胝：右足底の第 5 中足骨遠位端

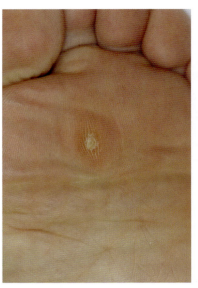

図 2. 鶏眼：左足底の前足部，第 2〜3 趾基部付近

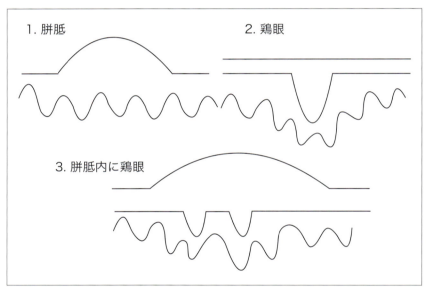

図 3. 胼胝・鶏眼の模式図

1．臨床像

主に足に生じる．ある限局した範囲で皮膚が厚く硬くなる局面を形成する．胼胝では境界不明瞭なこともあり，大きめの局面を呈することもある（図1）．鶏眼は，小さめの局面で，中央に透明な「芯」がみられ，これが目のように見えるので鶏眼（ウオノメ）と名付けられている（図2）．胼胝の中で小さな鶏眼が混じていることもあり，また後述する尋常性疣贅との異同や合併の有無も考える（図3）．

2．病理所見

胼胝も鶏眼も表皮肥厚と過角化がみられ，増殖の立体的な方向として，胼胝では外方，鶏眼では内方に向かう．差異として，胼胝では角層が密に肥厚して顆粒層が厚くなり，鶏眼では錯角化を示す角栓が真皮に楔状に刺さったような形を呈するとされる[2]．

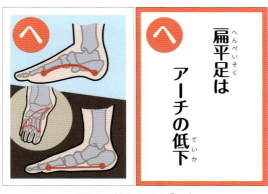

図 4. 足人かるた「へ」

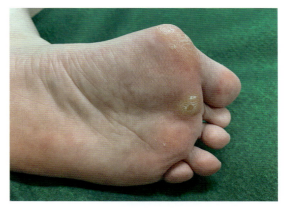

図 5. 左足の外反母趾
変形に伴って複数の胼胝が発生している．第2趾基部では，胼胝内に鶏眼がみられる．

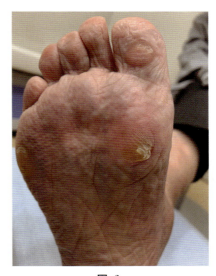

図 6.
開張足をはじめ足のアーチが崩れて，複数の胼胝を生じている．母趾球部で過角化している形をみると，水平方向のずれも加わっていると推測される．

原　因

1．原因

『へ』：扁平足はアーチの低下（図 4）

　物理化学的障害の範疇だが，そのなかで物理的障害，すなわち慢性的に加わる「力」が原因となる．主に下床に骨がある部位に生じる．高齢者の場合，加齢とともに筋肉が萎縮し，足のアーチ構造が崩れて変形をきたすこと，また足関節を背屈しなくなると可動域の制限が起こって前足部荷重となること，この2点が胼胝・鶏眼の主たる要因と考えられている[3]．

　糖尿病患者においては，神経障害によって知覚が低下し，皮膚が硬くなっていることに気づかないため，高度な胼胝・鶏眼になっていることがある．また，適合しない靴を長く履いていたり，歩き方のよくない癖があったり，様々な要因が加わって，外反母趾（図 5），内反小趾などの趾の変形，開張足などアーチの乱れ（図 6）も要因となる．すなわち，日々の暮らしのなかに原因が隠れていると言っても過言ではない．本邦ではいろいろな場面で靴を指定されていることが多く，それも靴の不適合につながる．個人の足に合わせた靴を選べる時代が望まれる[4]．

治　療

1．削り

厚くなった角層を削ることが治療の最大の目的である．筆者は安価な簡便カミソリを好んで使っている（図 7-a）．周囲の皮高より隆起した部分を削るのは容易と思われるが，極めて硬い場合（図 8），薄刃のカミソリは折れる可能性があるので注意したい．ニッパ型爪切り（図 7-b）を併用することもある．鶏眼の芯の部分は，カミソリ刃の下側の角を食い込ませて，角質をすくい上げるように削り取るとよい．メスは極めてよく切れる道具な

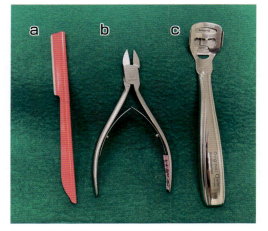

図 7.
a：皮膚科外来（足外来を含む）で使用している簡便カミソリ
b：ニッパ型爪切り．直刃のものを勧める．
c：糖尿病フットケア外来で専任看護師が使用しているコーンカッター

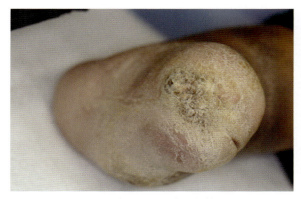

図 8. 症例 1：60 歳，男性．
糖尿病による知覚低下あり．踵部が著しい過角化を呈していて，亀裂もみられる．胼胝の部分に簡便カミソリでは刃が立たず，ニッパ型爪切りを併用したり，サリチル酸ワセリンで軟化させた後に削る．

ので，取り扱いには万全の注意を払う．環状の刃によって削る皮膚キュレットを用いることもあるが，使用法に習熟する必要がある．

2．軟化

削るのが困難な場合，硬く肥厚した角層を軟化させる必要がある．外用薬ではサリチル酸ワセリン，尿素クリームがある．掌蹠角化症に効能・効果を有する活性型ビタミン D_3 軟膏も有効なことがある．なお，これらの薬剤の添付文書では，妊婦ないし授乳婦では有益性を考慮するよう記載されているので留意する．

スピール膏（硬膏，50％サリチル酸ワセリン）を貼布する場合は，周囲の正常部と長く触れていると強く浸軟して潰瘍形成することがあるので，小さく切ってずれないように貼る指導が不可欠である．

ときに胼胝も亀裂を生じて出血したり痛んだりすることがあるので，そのときはフシジン酸などの抗菌薬含有軟膏，亜鉛華単軟膏などを用いる．

3．手術

胼胝も鶏眼も荷重部に生じるので，術後の瘢痕が問題になることが多く，推奨できない．歩き方や骨格，不適当な荷重などの発生要因を考えることが第一である．ただし，下床に表皮囊腫があるために皮表が過角化しているという場合は，根治的に囊腫を摘出する必要がある．

予防

健康な足に胼胝・鶏眼が生じないよう予防するため，正しい知識を広め，市民啓発を進めることが大切である．日本皮膚科学会においても，ホームページ上に一般市民向けの皮膚科 Q&A を掲載しており，「イボとミズイボ，ウオノメとタコ『どう違うのですか？』」と題した項目がある．日本臨床皮膚科医会のホームページでも，ひふの病気「ウオノメと巻き爪」として解説されている．胼胝も鶏眼も，痛みによって日常生活に支障をきたす可能性があるから，このありふれた皮膚病を知ってもらう必要がある．

1．スキンケア

スキンケアの三本柱として，清潔・保湿・紫外線対策がある[5]．胼胝・鶏眼の予防には，清潔や保湿のスキンケアが効果を発揮するが，何よりケアのときに足をよく見る習慣をつけてもらうことも目的となる．

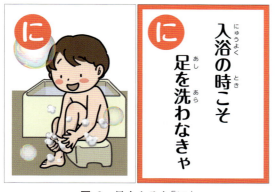

図 9. 足人かるた「に」

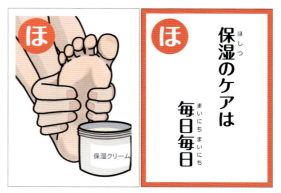

図 10. 足人かるた「ほ」

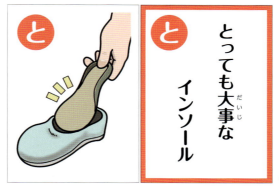

図 11. 足人かるた「と」

a）清　潔

『に』：入浴の時こそ足を洗わなきゃ（図 9）

普段から足を洗う習慣を持つことが大切であり，健康な皮膚のためには不可欠である．足底のもともと厚い角層を無理に剥がす必要はないが，ある程度の力を加える必要があり，足や爪を洗うために開発された専用ブラシ（あしラブラシ）も有用である[6]．

b）保　湿　『ほ』：保湿のケアは毎日毎日（図 10）

足底には毛器官がないため皮脂膜が形成されず，乾燥しやすい状態にある．様々な外的刺激も加わりやすい．日常的な保湿のスキンケアが不可欠であり，生活指導を行わなくてはならない．

2．靴とインソール[7]

『と』：とっても大事なインソール（図 11）

胼胝・鶏眼の予防に限らず，適切に靴を履くことは大切なことであり，そのためには自らの足を知ることが第一である．おそらく多くの人が自分の足のサイズを知らないといわれており，可能であればシューフィッターに測定してもらうことをお勧めする．そのうえで適したインソールを使用することで，足に加わる不適切な外力を避けることができる．

3．感染対策

二次感染を生じることがあるので（図 12），炎症徴候がみられるようになったら深部の状態を推測しなくてはならない．痛みの訴えが鶏眼の物理的刺激によるものなのか，感染に伴う炎症によるものなのか，判断を誤らないようにする．鶏眼・胼胝そのものの治療も大切だが，患者自身のセルフチェック，清潔と保湿の指導を欠かさない．

自験例で，糖尿病性潰瘍ないし壊疽に陥った症例を集積して報告したことがあり（表 1），その原因となった病態は「胼胝ないし疣贅」が最多であった．生活上のありふれた異常から感染を伴って壊疽につながることがわかるし，注目すべきは原因不明も多いということである．足を見る習慣を大切にしたい．

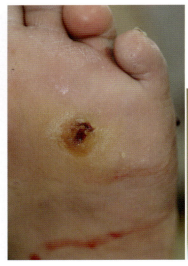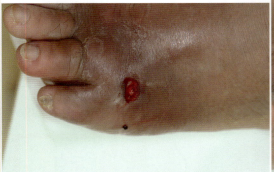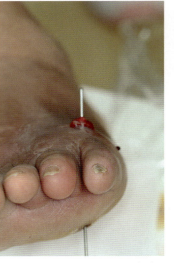

図 12. 症例 2：60 歳，男性．糖尿病患者に生じた足穿孔症　　a｜b｜c
a：最初は胼胝であったところが潰瘍化した．
b：足背に潰瘍がみられ，炎症徴候が強い．
c：ゾンデを挿入すると貫通している．他院にて下腿切断となった．

表 1. 糖尿病性潰瘍ないし壊疽のまとめ（自験例）

糖尿病性潰瘍		11
糖尿病性壊疽		13（うち 12 例は切断術）
合計（名）		24
主たる部位	趾	13
	中足骨骨頭部	7
	踵部	3
	下腿	1
発症誘因	胼胝ないし疣贅	6
	褥瘡	3
	低温熱傷	2
	他趾の圧迫	2
	瘢痕	1
	爪切り	1
	関節リウマチ	1
	不明	8

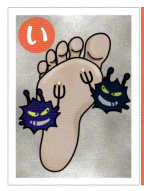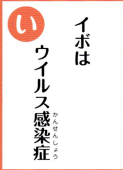

図 13. 足人かるた「い」

鑑別疾患

1．尋常性疣贅（足底疣贅）

『い』：イボはウイルス感染症（図 13）

初診時，足にウオノメができたとの主訴で来られる患者のなかには，実際は尋常性疣贅であることも少なくない．確かに臨床像から区別が困難なときもあるが，削ってみると角層の下層が粗糙であったり，点状出血をみることで区別がつく

（図 14）．削り処置を行っても，疣贅の病名のみでは鶏眼・胼胝処置は算定できないことに留意する．液体窒素凍結療法が標準的だが，胼胝にウイルス性疣贅を合併したり，足底に生じると角化傾向が強いことが多く，活性型ビタミン D_3 軟膏が有効なことがあり，疣贅のみだと保険適用外ながら治療の選択肢の 1 つとして挙げることができる[8]．

2．掌蹠角化症

先天性の掌蹠角化症のうち，*KRT6C* 変異などによる限局性掌蹠角化症および *AAGAB* 変異などによる点状掌蹠角化症は，胼胝ないし鶏眼に類似の病変がみられる[9]．

3．砒素角化症

足底，足縁に鶏眼様の病変が多発し，Bowen

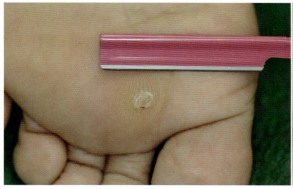
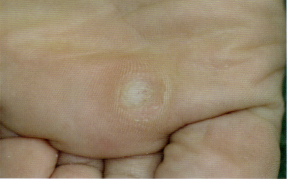

図 14. 尋常性疣贅
a：前足部で鶏眼かと思われた所をカミソリで削った.
b：内容が白っぽく脆く，点状出血もみられる．尋常性疣贅と診断した．

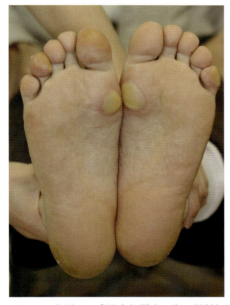

図 15. 症例 3：手足症候群（76 歳，男性）
腎細胞癌，スニチニブリンゴ酸塩を内服中．
両足底の荷重部に軽度の過角化とともに，胼胝様変化，水疱形成がみられた．添付文書では手足症候群の発生率 31.2％．

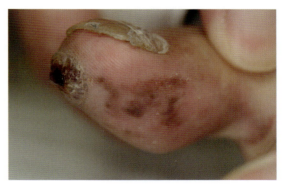

図 16. 症例 4：悪性黒色腫（左第 1 趾）（65 歳，男性）
1 年以上前から「タコ」があったとのことで初診．

病，有棘細胞癌の母地になり得る．筆者は足底にBowen 病，基底細胞癌が多発した症例を経験し，鶏眼様の皮疹も伴っていた．高齢者であり，肺の大病で何か薬を飲んだ経験があるとのことだったが，井戸水の使用は不明で，砒素摂取歴は明らかにできなかった．

4．手足症候群

抗がん薬の皮膚障害の 1 つとして，手足に過角化をきたして胼胝様を呈したり，水疱を生じたりする（図 15）．現病歴や治療歴から診断は容易だが，予防策を取っていても難治なことが多い．強い痛みを伴って日常生活に支障をきたせば，グレード 3 の有害事象となって抗がん治療の継続を検討する．

5．悪性黒色腫

稀ながら，悪性黒色腫が胼胝様を呈することがある（図 16）．胼胝内に amelanotic menoma がみられた報告もあり，末端黒子型黒色腫の発症要因

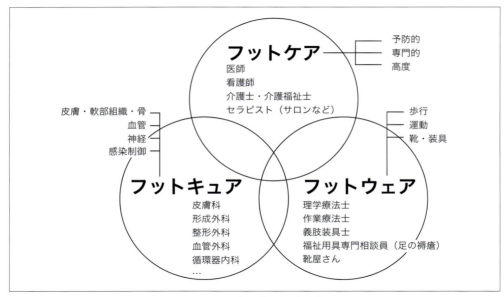

図 17. 三位一体の足病対策
チーム医療で取り組むことが不可欠な領域である．

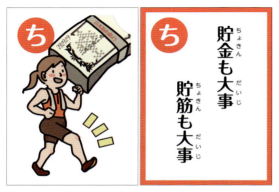

図 18. 足人かるた「ち」

に外的刺激が関与することが示唆された[10]．

多職種連携

　足病対策に多職種連携が有用であることは理解できるが，さらに多業種連携という考えも必要となろう．足病対策は三位一体(図 17)であり，フットケア，フットキュア，フットウェアが相まって成立する．フットケアには一般的なケア，専門的なケア，高度なケアと段階が分かれ，胼胝・鶏眼の予防につながる．フットキュアは足の治療であるが，軽微なものであればケアで対症する．さらに，歩行に関して理学療法士や作業療法士が関わったり，靴や装具に関するフットウェアとして

義肢装具士の関わりも重要である．もちろん，ほかの診療科との連携も不可欠である．

1．歩　行

　　　『ち』：貯金も大事　貯筋も大事(図 18)
　人間は立位を保って二足で前進移動する．これがすなわち歩行である．様々な機能を複雑に駆使する．運動器のみならず，中枢神経，感覚器なども共同する．しかし，現代人の生活時間の多くは靴(ないし何らかの履物)を履いて生活しているため，靴と足が一体化して 1 つの機能体として働いたときの歩行運動に注目すべきである[11]．
　足底のアーチの乱れが胼胝・鶏眼の原因になるので，皮膚科医として局所治療のみならず，歩行に関する評価も欠かせない．加齢によるサルコペニアを防ぐために，正しい歩行を継続することが大切である．筋肉を保つことが足の健康を保ち，胼胝や鶏眼を予防する．

2．糖尿病フットケア外来との連携

　　　『け』：血管と神経やられる糖尿病(図 19)
　筆者の勤める病院では，まず糖尿病診療に関わる週 1 回(火曜)の糖尿病フットケア外来が設立された．ケアを進めるなかで，皮膚病変に対する治療のために皮膚科紹介となる症例も少なくなかっ

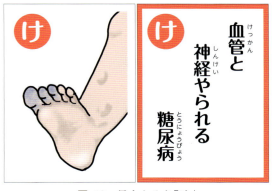

図 19. 足人かるた「け」

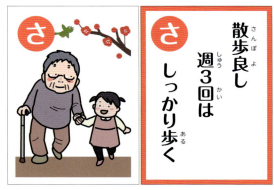

図 20. 足人かるた「さ」

た．患者の利便性を考慮し，皮膚科の外来診察室の一部を使って糖尿病フットケア外来を行ってもらい，皮膚科では「足外来」を設けて対策している．透析患者を含め広く対処するため，火曜と水曜にした．院外から直接受診できるオープンな体制にはしていないが，すでに通院している患者にとってはスピーディな連携がとれている．糖尿病フットケア外来では専任の看護師が足浴などとともに，コーンカッター（図7-c）で角質除去の処置と合わせて実施し，糖尿病治療の一環として糖尿病合併症管理料（B001-20，170点）を算定している．専門的な処置が必要な場合は当科でカミソリを用いた処置（J057-3 鶏眼・胼胝処置，170点）を行っている．

さらに広げて考えると，足病やフットケアに関する地域連携も不可欠であろう．褥瘡に関する地域連携の重要性が叫ばれて久しいが[12]，皮膚科医として，足についても地域ぐるみの連携に取り組みたい．

3．高齢者の問題

『さ』：散歩良し 週3回はしっかり歩く（図20）

超高齢社会にあるなかで，高齢者の足病対策を考える必要がある．高齢者の足病患者におけるサルコペニア（筋肉減少症）の有病割合は25～46.5％であり，サルコペニアかつ自立度低下を認める場合，下肢救済率が低い可能性がある．そして，足病の早期発見のため，予防的フットケアを日々の介護で実施することが提案されている[13]．

文　献

1) ぐんま足人の会．https://ashinchu.org（2024年9月最終閲覧）
2) 田辺恵美子：機械的刺激による皮膚障害．最新皮膚科学大系，16：230-233，2003．
3) 中西健生：高齢者のフットケアとあしの皮膚疾患．日老医誌，60(4)：352-358，2023．
4) 塩之谷 香：変わらない制靴，変えたい制靴．靴の医学，35(2)：145-149，2021．
5) 岡田克之：高齢者に多い皮膚疾患の治療とケア．臨老看，24(1)：40-48，2017．
6) 足育研究会．https://www.sokuiku.jp（2024年9月最終閲覧）
7) 中山憲太郎：靴屋で靴を購入する際に選ぶポイント．足育学 外来でみるフットケア・フットヘルスケア（高山かおる編），全日本病院出版会，pp. 194-205, 2019．
8) 渡辺大輔ほか：尋常性疣贅診療ガイドライン2019（第1版）．日皮会誌，129(6)：1265-1292, 2019．
9) 久保亮治：掌蹠角化症アトラス．皮膚病診療，44(7)：558-565, 2022．
10) 梅原真紀子ほか：足底の胼胝内に生じたamelanotic melanoma．皮膚科学，5(2)：178-182, 2006．
11) 阿部 薫：歩行に関係する下肢の解剖学．足育学外来でみるフットケア・フットヘルスケア（高山かおる編），全日本病院出版会，pp. 22-28, 2019．
12) 岡田克之：地域における褥瘡連携システムをめざす．*MB Derma.*，266：6-18, 2018．
13) 日本フットケア・足病医学会編：高齢者の足病．重症化予防のための足病診療ガイドライン，87-112, 2022．

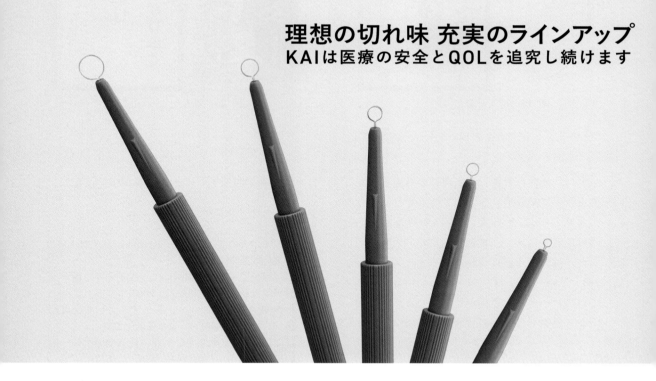

理想の切れ味 充実のラインアップ
KAIは医療の安全とQOLを追究し続けます

病変組織、人体組織などの掻爬
皮膚キュレット

販売名：皮膚キュレット / 医療機器認証番号：225ABBZX00095000

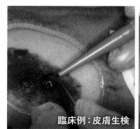
臨床例：皮膚生検

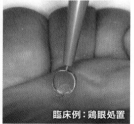
臨床例：鶏眼処置

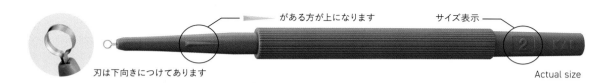

刃は下向きにつけてあります　／　▲がある方が上になります　／　サイズ表示　／　Actual size

MK402	MK403	MK404	MK405	MK407
2mm	3mm	4mm	5mm	7mm

製造販売元
カイ インダストリーズ株式会社
医療器事業本部　国内営業部

〒501-3992 岐阜県関市小屋名1110
Phone（0575）28-6600　Fax（0575）28-6611
https://www.kaimedical.jp/

詳細はこちらから
ご覧いただけます

◆特集/あしの病気 私はこうしている
物理化学的障害
あしの難治性皮膚潰瘍

大森　俊*

Key words：包括的高度慢性下肢虚血(chronic limb-threatening ischemia)，糖尿病性足潰瘍(diabetic foot ulcer)，WIfI 分類(WIfI classification)，多職種連携(interprofessional work)

Abstract　足部難治性皮膚潰瘍は糖尿病や末梢動脈疾患に伴うものや褥瘡が含まれ，創傷および関連する病態の適切な評価が重要となる．創傷の評価やそれに伴う分類については WIfI 分類や神戸分類が参考になる．足部難治性皮膚潰瘍は最終的に下肢切断に至る可能性もあるため，救肢のためには足に精通したスペシャリストによる多職種連携が不可欠である．筆者は足部難治性皮膚潰瘍の特徴の理解に努め，創傷を包括的に評価し，多職種と連携しながら診療を行うことを意識している．

はじめに

皮膚は全身を覆う人体最大の臓器である．つまり皮膚潰瘍は全身どこにできてもおかしくない．しかし，治療に難渋する皮膚潰瘍のほとんどは下腿，足部に発症する．下腿難治性潰瘍は静脈還流不全や膠原病・血管炎に伴うものが大部分を占め，一方で足部難治性潰瘍は糖尿病や末梢動脈疾患に伴うものや褥瘡が含まれる．足部難治性皮膚潰瘍において臨床上重要となる主な病態は，包括的高度慢性下肢虚血(chronic limb-threatening ischemia：CLTI)と糖尿病性足潰瘍に代表される神経障害性足病変(非虚血性足病変)である．

糖尿病患者，透析患者の血管病変は多区域性病変や石灰化病変が多く，下腿動脈から足部動脈にかけて高度な病変を有する特徴がある．また，血管病変に加え，微小循環障害，末梢神経障害を合併しやすく，足変形や創部の細菌感染を合併することも多い．特に高度な虚血に感染が加わると，たちまち壊死や壊疽が進行し下肢の切断が免れない状態となり得る．事実，本邦における下肢の大切断，小切断は糖尿病に関連したものが有意に多い[1]．

足部難治性皮膚潰瘍の診療は，創傷という主訴のもと皮膚科医が最初に介入することも多い．皮膚に精通した皮膚科医による創傷およびそれに関連する病態の適切な評価が，その後の診療に大きく影響するだろう．治療選択にあたっては，創傷の評価が最も重要であると考えるが，足部の皮膚潰瘍はほかの部位と比較して様々な要素が絡み合うことで治療が難しくなるという特徴がある．したがって，足部難治性皮膚潰瘍の診療は皮膚科医単独で解決できるものではなく，多職種によるチーム医療の実践が必要になる．自身の知識，技術の限界および自施設の設備，マンパワーなどを把握し，適切なタイミングで経験のある医療機関との連携を図らなければならない[2]．

本稿では，足部難治性皮膚潰瘍の特性，創傷評価の具体的方法，多職種連携にあたって検討すべき事項について，下肢救済のゲートキーパーとなり得る皮膚科医の立場・視点で解説する．

足部の皮膚潰瘍の特徴を理解する

1．足部の解剖学的・機能的特徴

足部には28個の骨が存在し，そこに靱帯や関節包などの結合組織，筋肉，腱が複雑に組み合わさってアーチ構造に代表される形態を作ってい

---

* Shun OHMORI，〒803-0846　北九州市小倉北区下到津 1-12-14　小倉第一病院皮膚科，部長

る．踵部には歩行時の衝撃吸収，衝撃分散の役割を担う厚い脂肪組織が存在するが，足趾や足背，足関節部は体表から筋腱・骨までの距離が短い．また，足部には骨突出部があり，踵部，外踝部は褥瘡の好発部位である．

足部は歩行・起立に不可欠な機能的役割があり，そのため常に物理的負荷がかかる．人はその負荷の軽減，足の保護のために履物を着用するが，足の変形やサイズの不適合などがあると，履物が原因で創傷を形成する可能性もある．

解剖学的特徴に加え，物理的負荷が避けられないことで，ひとたび足部に皮膚潰瘍を形成すると容易に深部組織に達するような潰瘍に進展する可能性がある．さらに，そのような深達性潰瘍に二次感染を生じると腱に沿って感染が拡大するという特徴がある．

2．末梢神経障害と創傷

足部では糖尿病性皮膚潰瘍に代表される神経障害性足病変が多い．末梢神経は知覚神経，運動神経，自律神経を含めた3つに分類され，機能はもちろんのこと神経線維の太さも異なる．細い神経ほど障害を受けやすいとされ，自律神経，知覚神経，運動神経の順に障害が起きる．そして，機能が障害される神経の種類によって様々な症状を呈することになる．知覚神経の障害によって痛みに鈍感になり，靴ずれや熱傷などの創傷に気づかず重症化するというのは代表的なエピソードである．運動神経障害があると，支配筋の萎縮が起こり，その結果ハンマートゥやクロウトゥなどの足趾や足の変形が生じる．この変形は胼胝の形成や靴の不適合による創傷の形成につながる．自律神経は汗腺からの汗の分泌に関わっていることから，自律神経障害は発汗低下，つまり皮膚の乾燥につながる．足部の乾燥に物理的負荷が加われば，そこに亀裂などの創傷を形成する．また，自律神経は四肢末梢における皮膚や骨での動静脈シャントの調整に関与していることから，その障害によって動静脈シャントの血流増加につながり，創傷治癒の遷延に影響するともいわれてい

る．糖尿病患者に特徴的な足の変形であるシャルコー足もまた，その主要因は自律神経障害とされている．

3．末梢循環障害と創傷

解剖学的血行支配領域をアンギオサムと呼び，足部のアンギオサムを規定する主要な動脈は前脛骨動脈，後脛骨動脈，腓骨動脈の3つである．前脛骨動脈のアンギオサムは足背の大部分，後脛骨動脈のアンギオサムは踵を含めた足底の組織，腓骨動脈のアンギオサムは腓骨動脈踵骨枝が支配する踵の外側と腓骨動脈前方穿通枝が支配する腓骨外踝から背面側の2つの狭い領域である．本邦に多い糖尿病患者，透析患者は下腿動脈から足部動脈にかけて多区域性病変や石灰化病変により高度な病変を有する特徴がある．よって足部の皮膚潰瘍の難治化や壊疽が起こる．

4．足部への衛生意識

我々は手洗いや手指消毒，洗顔など日常的に清潔を保とうとする習慣があるが，足についてはその意識が低いように思われる．白癬が圧倒的に足部に多いのは，微生物にとって増殖しやすい環境であると同時に，十分に洗浄できていないことも理由の1つであろう．創傷を有する足において，洗浄は創面に付着した汚染物資や細菌などを取り除き，創面を清浄化するという役割がある．つまり，足の洗浄は治療の一環であるといえる．足の爪切りについても，爪甲の肥厚や変形，手が届かない，視力の低下などの理由で定期的に実施できないことがあり，爪床や爪周囲の創傷形成や細菌感染につながることがある．

このように，足部には物理的負荷や神経障害により創傷が形成されやすく，血行障害により創傷が治癒にしにくい．さらに，二次的な感染によって創傷が悪化・拡大しやすいという特徴がある．特に高度な虚血と細菌感染が併存すると下肢切断のリスクが高まる（図1）．

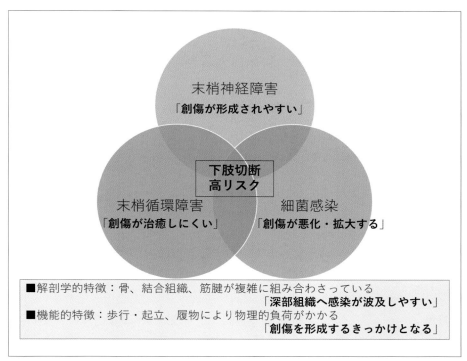

図 1. 足部難治性皮膚潰瘍の特徴

創傷を包括的に評価する

足部難治性皮膚潰瘍の創傷管理で重要なことは図1に示した内容を包括的に評価することである．米国血管外科学会の下肢ガイドライン委員会により提唱されたWIfI分類(**表1**)では，創傷の部位・深さ(wound：W)，虚血(ischemia：I)，感染(foot infection：fI)についての評価を重視している[3]．WIfI分類は主にCLTIの評価に用いるものであるが，糖尿病性皮膚潰瘍や踵部褥瘡などの難治性皮膚潰瘍の評価にも応用できる．

1．創部の評価

WIfI分類における創部(W)の重症度は部位と深さによって規定される．つまり，腱・筋・関節・骨に達するような深い創傷や壊疽，踵に生じた創傷は下肢切断高リスク因子であるということを示している．このことは，令和4年度診療報酬改定で新設された下肢創傷処置の算定内容にも反映されている．創部の評価は，部位・深さ以外にもサイズ，滲出液の程度，創周囲の皮膚の浸軟，創縁の角化，壊死組織の有無，肉芽の色調・質，ポケットの形成なども見落としてはならない．これらのチェックすべき項目は，我々皮膚科医が使い慣れている褥瘡の評価ツールDESIGN-R®におおむね含まれているため，そのような視点で診察するとよい．

2．虚血の評価

WIfI分類における虚血(I)の重症度はABIなどの生理機能検査の測定値にて規定される．また日本循環器学会・日本血管外科学会合同ガイドラインでは，対応するSPPの数値も示している[4]．これは，透析患者などに代表される下肢動脈の高度石灰化がある場合，ABIなどの測定値が不正確となる可能性があるためである．SPPは虚血の重症度のみならず，潰瘍治癒予測においても有用性を持つ検査である．このように生理機能検査が虚血の評価に有用であるが，触診による冷感の有無，足背/後脛骨/膝窩動脈の評価も怠ってはならない．虚血を伴う足部潰瘍では肉芽が増殖しないため創部治癒は望めず，また抗菌薬も患部に行き届かないため感染管理も困難となる．したがってI分類grade 2以上の場合，血行再建を積極的に検討すべきである．

表 1. WIfI 分類

重症度区分 (grade)	創傷(wound)		虚血(ischemia) [mmHg]				足部感染 (foot infection)
	部位	潰瘍*	ABI	AP	TCPO2, TP	SPP**	
0	創傷なし		≧0.80	>100 mmHg	≧60 mmHg	≧50 mmHg	臨床症状なし
1	足趾・足部 (踵を除く)	浅い	0.60～0.79	70～100 mmHg	40～59 mmHg	40～49 mmHg	局所感染 (創縁から2cm以内に とどまる感染)
2	足趾・足部 (踵を除く)	深い	0.40～0.59	50～70 mmHg	30～39 mmHg	30～39 mmHg	局所感染 (創縁から2cmを 越える感染)
	踵部	浅い					
3	足部 (踵を除く)	深い	≦0.39	<50 mmHg	<30 mmHg	<30 mmHg	全身感染 (SIRS)
	踵部	深い					

*浅い：筋・腱・骨・関節にいたらない，深い：筋・腱・骨・関節にいたる(壊死・壊疽を含む)
**SPP 値は日本循環器学会/日本血管外科学会合同ガイドライン会議[4]のコンセンサス形成に基づく数値

3．感染の評価

WIfI 分類における感染(fI)の重症度はその範囲で決まる．局所の感染状態の評価は視診，触診などの身体診察により，発赤，腫脹，熱感，疼痛，膿貯留，紫斑，水疱/血疱，握雪感，悪臭などを確認する．また創部や足部のみならず，体温や脈拍，呼吸数などの異常を見逃さないよう注意しなければならない．高熱を伴う場合や呼吸数，脈拍が速い場合は菌血症への進展など重症度感染の合併を疑う．画像検査については身体診察の所見から必要なものを計画する．単純X線は最も簡便で汎用性の高い検査といえ，骨髄炎の存在を示唆する皮質骨の欠損や骨膜反応，腐骨を確認することができる[5]．ただし，骨髄炎の急性期にはこれらの変化が認められないこともある．MRIは実施できる施設に限りがあるが，骨髄炎の診断について感度，特異度ともに高い．また炎症の局在の同定にも優れており，軟部組織感染症との鑑別にも有用である．CTはガス像や膿瘍の広がりを把握するのに有用ではあるが，骨髄炎の診断には不向きである．起炎菌の同定に際しては，適切なデブリドマン後の潰瘍底からの組織標本を検体とすることが望ましい．

4．神経障害の評価

WIfI 分類には含まれないが，糖尿病を背景とする場合は末梢神経障害の有無も足部難治性皮膚潰瘍の評価において重要な要素である．簡易診断は，自覚症状の聴取，神経学的身体所見により行う．自覚症状は，一般に両側性で足趾および足底の「しびれ」，「疼痛」，「異常感覚」とされる．有効な検査として，知覚能はアキレス腱反射，音叉による振動覚，モノフィラメントによる圧触覚，爪楊枝や竹串による痛覚などを評価する．足の変形は運動神経障害の徴候とされているが，シャルコー足は自律神経障害を示唆する変形である．起立性低血圧，発汗異常，便秘・下痢，膀胱機能障害，勃起障害などの症状が続く場合も自律神経障害を疑う．

5．神戸分類

創傷の評価が適切に行われれば，その後の治療の方向性は自ずと見えてくるはずである．神戸分類は糖尿病性足潰瘍の治療方針を簡潔に示した分類で，病態から Type Ⅰ～Ⅳの4型に分類することができる[6]．末梢神経障害が主体のものが Type Ⅰ（図2-a），虚血が主体のものが Type Ⅱ（図2-b），感染が主体のものが Type Ⅲ（図2-c），これらが複合したものが Type Ⅳ（図2-d）である．Type Ⅰはフットウェアによる免荷，Type Ⅱは血行再建優先，Type Ⅲはデブリドマン優先，Type Ⅳは血行再建とデブリドマンいずれも必要となる．つまり，足部難治性皮膚潰瘍の治療において漫然と外用療法で経過をみようとするスタンスは避けるべきである．

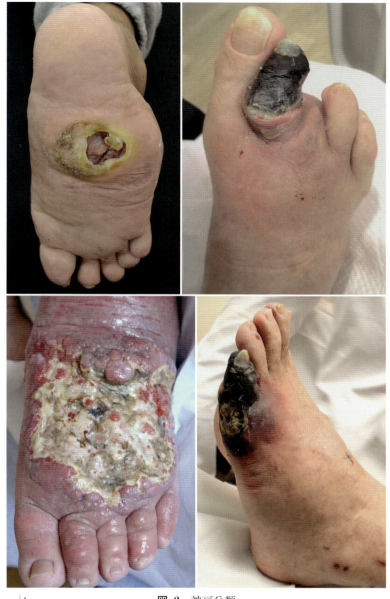

図 2. 神戸分類
a：Type Ⅰ　シャルコー足による足底の皮膚潰瘍
b：Type Ⅱ　虚血による足趾の壊死
c：Type Ⅲ　蜂窩織炎に続発した足背の皮膚潰瘍
d：Type Ⅳ　虚血と感染による足趾の壊疽

多職種連携を意識する

　足部難治性皮膚潰瘍は常に下肢切断のリスクをはらんでおり，救肢のためには集学的な治療が必要となる．高度な専門的医療も含まれ，到底皮膚科医のみでは解決できない．足部難治性皮膚潰瘍の診療にあたっては，他科診療科医師，コメディカルスタッフとの多職種連携を円滑に行うことを意識すべきである（表2）．

1．創傷管理に関する連携

　創傷治療は外用療法，ドレッシング材，外科的治療，陰圧閉鎖療法が代表的な治療といえる．治療の詳細については MB Derma. No. 344（2024年2月号）「皮膚科らしい傷の治し方」を参照いただ

表 2. 足部難治性皮膚潰瘍の多職種連携に必要な要素と
スペシャリスト

診断・治療に必要な要素	連携に必要なスペシャリスト
創傷治療	皮膚科医
デブリドマン・切断術	形成外科医
植皮術・再建手術	整形外科医
血流評価・血行再建	循環器内科医
画像検査・生理機能検査	血管外科医
感染制御	感染症内科医
糖尿病治療	糖尿病内科医
透析管理	透析医
免荷デバイス	放射線科医
リハビリテーション	リハビリテーション科医
栄養管理	看護師
社会的支援	薬剤師
	理学療法士・作業療法士
	義肢装具士
	臨床検査技師・放射線技師
	栄養士
	介護士
	ソーシャルワーカー・ケアマネジャー

きたい. このなかで, 外科的治療については医師
の技量や医療設備の点から実施可能なものに差が
生じると思われる. 腱・筋・関節包・骨などの深
部組織の処理を行うようなデブリドマンや趾切
断術・下肢切断術が必要な場合, 形成外科医や整
形外科医との連携が必要となることもある. また,
局所麻酔では対応困難な手術においては麻酔
科医に腰椎麻酔や全身麻酔を依頼することも考慮
する.

2. 血行再建に関する連携

虚血のある壊死性潰瘍や壊疽において, 血行再
建前にデブリドマンを行うことは原則禁忌であ
る. 創傷治癒に必要な血流が確保されていない状
況で外科的侵襲が加わると, 壊死が拡大すること
がその理由である. したがって, 虚血を示唆する理
学所見や検査所見を認めた場合は, 循環器内科医
や血管外科医にコンサルトのうえ, 専門的な評価
および血行再建について検討しなければならない.

3. 感染制御に関する連携

皮膚を含む軟部組織感染症の治療は外科的デブ
リドマン, 抗菌薬投与が基本となる. 抗菌薬投
与はエンピリック治療から始め, その後は培養結
果を参考に選択していくことが基本である.

MRSA や嫌気性菌のカバー, 抗菌薬の組織移行性
なども考慮した薬剤選択にあたっては, 感染症治
療に精通した医師・薬剤師へのコンサルトも重要
となる.

虚血と感染がいずれも重症な場合は, 血行再建
とデブリドマンを同時あるいは短期間内に実施す
ることが求められるため, 多職種での綿密な治療
計画が必要となる. 広範囲の壊死や生命を脅かす
感染症ではしばしば切断が最良の選択となる.

4. 変形・免荷に関する連携

足部難治性皮膚潰瘍の診断と治療においては創
部にかかるメカニカルストレスの評価が必須であ
るが, 皮膚科医にとっては不慣れな領域だろう.
診察や画像検査による変形の評価に加え, 足部ア
ライメントや関節可動域, フットウェアのチェッ
クを経て様々な免荷デバイス(医療用フェルト,
免荷サンダル, インソール, 靴型装具, 短下肢装
具など)の使用を検討する. さらに, 免荷デバイス
使用下の歩行についての指導も必要となる. 理学
療法士や義肢装具士といった職種との連携も忘れ
てはならない.

糖尿病患者でしばしばみられるシャルコー足
は, 関節破壊を伴う無菌性の関節炎で, 有効な治

療は免荷・固定のみである．外科的免荷の適応も含め，整形外科医へのコンサルトを考慮すべきである．

おわりに

足部難治性皮膚潰瘍の診療に関連したガイドラインは，日本皮膚科学会によるものを含め国内外から複数上梓されている．最新のエビデンスを参考にしつつ，皮膚科医による孤軍奮闘ではなく多職種連携，チーム医療，病診連携を意識して救肢に努めていただきたい．

文　献

1) Kamitani F, et al：Incidence of lower limb amputation in people with and without diabetes：a nationwide 5-year cohort study in Japan. *BMJ Open*, **11**：e048436, 2021.

2) 日本フットケア・足病医学会：足病重症化予防と多職種連携．重症化予防のための足病診療ガイドライン．南江堂，pp. 173-191，2022.

3) Mills JL Sr, et al：The Society for Vascular Surgery Lower Extremity Threatened Limb Classification System：risk stratification based on wound, ischemia, and foot infection(WIfI). *J Vasc Surg*, **59**：220-234, 2014.

4) 日本循環器学会/日本血管外科学会：末梢動脈疾患ガイドライン(2022 年改訂版)．https://www.jsvs.org/ja/publication/pub_pdf/2022040801b.pdf

5) 中西健史ほか：糖尿病性皮膚潰瘍・壊疽診療ガイドライン(第 3 版)．日皮会誌，**133**：2969-3024, 2023.

6) Terashi H, et al：Total management of diabetic foot ulcerations--Kobe classification as a new classification of diabetic foot wounds. *Keio J Med*, **60**：17-21, 2011.

Monthly Book Derma. No.353
2024年10月増大号

新刊

皮膚科アンチエイジング外来

編集企画 森脇真一（大阪医科薬科大学教授）

定価 5,610円（本体 5,100円＋税）
B5判・188ページ

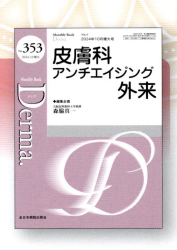

美容皮膚医療に関わる すべての方におすすめしたい1冊！

美容皮膚医療の最新の現状から、皮膚アンチエイジングのための検査・評価、各治療法や予防・ケアまで徹底的に解説。診療のコツや、治療中に注意したいポイントまで詳しくまとめました！

Contents

Ⅰ．総論
- 美容医療で使用する機器の基礎・原理と安全管理
- 美容皮膚科治療におけるカウンセリングのコツ
- 美容皮膚科をめぐる消費者保護、法律
- 美容医療と訴訟

Ⅱ．検査、評価
- 機器等を用いた肌評価

Ⅲ．治療、各論
- AGAに対する薬物療法，LED治療
- シワに対する高周波HIFU治療 クリニックで使う適応と実践
- シミに対するレーザー治療
- 肝斑治療①―私はこうしている―
- 肝斑治療②―私はこうしている―
- フラクショナルCO_2レーザーを用いた痤瘡後の萎縮性瘢痕治療
- 光治療による皮膚アンチエイジング
- 脱毛レーザーの適応と実践
- 注入剤を用いた皮膚アンチエイジング
- トレチノイン外用による皮膚アンチエイジング
- 美白剤によるシミ治療
- ケミカルピーリングの適応と使用薬剤
- 幹細胞を用いた皮膚アンチエイジング
- ドクターズコスメと皮膚アンチエイジング
- 赤ら顔（酒皶）、毛細血管拡張症に対するレーザー治療・IPL治療

Ⅳ．予防、ケア
- 加齢に伴うドライスキン対策、スキンケア
- 光老化進行予防のためのサンケア

全日本病院出版会

〒113-0033 東京都文京区本郷3-16-4　Tel：03-5689-5989
www.zenniti.com　　　　　　　　　　　　Fax：03-5689-8030

◆特集/あしの病気 私はこうしている
感染症
あしの細菌感染症

西　純平*　杉田和成**

Key words：壊死性筋膜炎(necrotizing fasciitis)，蜂窩織炎(cellulitis)，丹毒(erysipelas)，壊死性軟部組織感染症(necrotizing soft-tissue infections)

Abstract　皮膚細菌感染症で大切なことは，頻度が高い起因菌を知っておくこと，外科的処置の必要性を検討することである．あしは鑑別すべき非感染性炎症をきたす疾患が多い．起因菌は健常人であれば黄色ブドウ球菌とA群β溶連菌が多く，合併症があれば様々な菌が原因になる．蜂窩織炎で長期間治療しても症状が残存する場合は，既に菌が消失している可能性がある．壊死性筋膜炎は深筋膜上の疎な結合組織を主座とする細菌感染症である．当院では試験切開時の深部組織検体を用いた塗抹検査も参考にして抗菌薬を選択している．壊死性筋膜炎を見逃さないために，局所所見に加えて呼吸・循環・意識状態の異常から疑い，試験切開することが重要である．デブリードマン後は，24時間以内に昇圧剤が減量でき，1週間程度で一部に肉芽組織を認め，その後も肉芽の増生が続けば良好な経過である．皮膚感染症を診た際は菌血症からの二次性病変の可能性を検討することも重要である．

はじめに

　あしは，皮膚細菌感染症をはじめ，多くの皮膚疾患の好発部位である．そのため細菌感染症と診断するために様々な疾患を鑑別する必要がある．細菌感染症と診断したあとは起因菌を想定して抗菌薬を選択し，外科的処置の必要性を検討する．皮膚の細菌感染症を診る機会は多いが，稀に壊死性筋膜炎のような致死的な症例に遭遇する．外科的処置の遅れは死亡率を悪化させる可能性があり[1]，早期に診断して治療する必要がある．視診上，わずかな紅斑しかない場合もあり，局所所見の詳細や全身症状を知っておく必要がある．あしの細菌感染症の鑑別疾患，丹毒と蜂窩織炎の概要，壊死性筋膜炎の診断と治療について，自験例と過去の報告例を踏まえ述べる．

細菌感染症を疑う所見や経過

　細菌感染症を疑う局所所見として，紅斑，腫脹，熱感，圧痛がある．膿瘍があれば波動を触れ，壊死性変化があれば紫斑や水疱，血疱を認めることがある．紅斑や紫斑は境界明瞭なほど浅い病変を示唆し，境界不明瞭な紫斑は深部の壊死性変化，すなわち壊死性筋膜炎を想起させる．全身症状として発熱や倦怠感などを生じ，重症例は頻呼吸や血圧低下，意識障害など敗血症の症状が前面に出る．治療されなければ日単位で徐々に悪化することが多い．適切な治療が行われた場合でも直後からは改善せず，2，3日目から局所の腫脹が軽減してシワが出現し，全身症状も徐々に改善していく．

あしの細菌感染症の鑑別疾患

　細菌感染症を疑う局所所見として挙げた紅斑，腫脹，熱感，圧痛は，感染症がなくとも炎症があれば生じ得る．そのため，結節性紅斑や痛風，うっ滞性皮膚炎や深部静脈血栓症など，あしを好

* Jumpei NISHI，〒849-0937　佐賀市鍋島5-1-1　佐賀大学医学部皮膚科学教室，助教
** Kazunari SUGITA，同，教授

発部位とする非感染性炎症をきたす頻度が高い疾患は常に鑑別を要する．いずれも抗菌薬治療は無効で，発熱や倦怠感など軽度の全身症状はきたし得るが敗血症を疑う全身症状は生じないことが多い．結節性紅斑は有痛性紅斑をきたす非感染性皮膚疾患の代表的なものである．浸潤の強い有痛性紅斑が多発し両側に及ぶことが多いため，皮膚感染症との鑑別は比較的容易である．これらを疑えば病理組織学的検査により確定診断するべきである．痛風は紅斑を生じやすい単関節炎で部位によっては鑑別が必要になる．関節裂隙全周に沿った圧痛や関節可動域制限など，関節炎を示唆する所見がないかを確認する．高尿酸血症の合併，第1中足趾節関節の罹患などは単関節炎のなかでも痛風の可能性を高める[2]．また経過も特徴的で，痛風は24時間以内で疼痛が最強になり，2週間以内で完全に症状が消失するという経過が一般的で[3]，そのような経過の関節痛の既往を確認することも重要である．うっ滞性皮膚炎は，静脈瘤や静脈弁機能不全などに伴う静脈性血行障害に起因する皮膚炎で，浮腫や色素沈着，湿疹を生じ，炎症が脂肪組織にも及ぶことがある．熱感や圧痛が前面に出ることがあり，特に片側性の場合は鑑別が必要になる．細菌感染症と完全に区別することが困難な場合があり，さらに細菌感染症を合併することもあるため，抗菌薬への反応をみることも多い．深部静脈血栓症は腫脹と圧痛を生じ，ときに紅斑も生じる．細菌感染症としては紅斑が軽度な場合や抗菌薬への反応が悪い場合などは鑑別を行う．Wells criteria とDダイマーの組み合わせが除外に有用であり[4]，除外できない場合は下肢静脈エコー[5]や造影CT検査で血栓の有無を確認する．

皮膚感染症の細菌検査

　健常人の皮膚細菌感染症の起因菌は黄色ブドウ球菌とA群β溶連菌が多いが，免疫抑制状態，糖尿病，肝腎疾患などの合併症があればグラム陰性菌を含めた様々な菌を想定しなければならない．

丹毒や蜂窩織炎は有効な局所検体の採取が難しく，血液培養の陽性率も低いため，起因菌が不明なことが多い．創傷や潰瘍があれば滲出液や開放性膿で細菌検査が可能だが，元々無菌ではないため培養検査で常在菌や定着菌を検出してしまうことも多い．そのため培養検査で検出された菌の病原性や塗抹検査時点の菌量なども考慮して治療対象とするかを検討する．皮膚の細菌感染症で診断価値が高い検体は，膿瘍内から直接採取した非開放性膿や壊死性筋膜炎の病変部から切開して採取された皮下組織などである．元々無菌であるはずの部位から細菌が検出された場合は真の起因菌である可能性が高い．

丹毒・蜂窩織炎

　丹毒は真皮，蜂窩織炎は真皮深層から皮下組織の細菌感染症である．主な症状は有痛性紅斑で，丹毒がより境界明瞭，蜂窩織炎がより境界不明瞭である．丹毒や蜂窩織炎で強い浮腫に伴う水疱や原因不明の紫斑を形成することがあり，壊死性筋膜炎との鑑別が問題になる（図1, 2）．全身症状や試験切開の所見も併せて判断する．起因菌は黄色ブドウ球菌やA群β溶連菌がほとんどで，膿性滲出液を伴う場合は黄色ブドウ球菌が多い[6]．免疫抑制状態，肝腎疾患が背景にあると，グラム陰性菌など様々な菌が原因になり得る[7]．なお丹毒はA群β溶連菌が多いといわれるが，そのようなエビデンスは乏しく[8]，臨床的に完全に鑑別するのは難しいため，最近は丹毒を蜂窩織炎の1つの病型とする報告もある[7]．膿瘍や潰瘍の合併がなく，局所の細菌検査ができない丹毒や蜂窩織炎は，黄色ブドウ球菌とA群β溶連菌をカバーするセファゾリンなどで治療を開始する．反応が悪ければMRSAまでカバーを広げるべきだが，筆者らの経験では，そのような症例はほとんどない．膿瘍や潰瘍からの細菌検査でMRSAが検出された場合は経過次第でバンコマイシンへ変更を検討する．治療期間は1週間で十分なことが多いが，経過次第で2週間ほど使用する．ときに抗菌薬を長期間

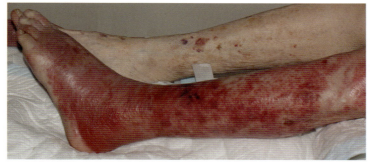

図 1. 蜂窩織炎（90 歳代，女性）
左下腿から足背にかけて腫脹，紅斑がある．左足関節外側に浮腫が強く小水疱を認め，病変全体に紫斑が散在している．試験切開にて軟部組織の壊死を認めなかった．

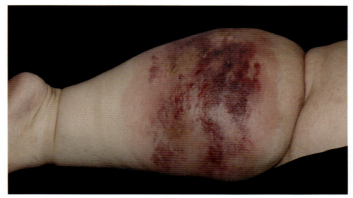

図 2. 蜂窩織炎（20 歳代，女性）
左下腿後面に腫脹，境界明瞭な紅斑と紫斑を認め，一部に水疱を形成している．試験切開にて軟部組織の壊死を認めなかった．

継続しているにもかかわらず症状が残存し，NSAIDs の併用で改善することがある．その場合，治療期間が短縮された報告[9]もあることから，抗菌薬によって菌が消失し，残存する局所の炎症に NSAIDs が奏効したのかもしれない．また蜂窩織炎でリンパ管が障害され，のちにリンパ浮腫を生じ，腫脹が残存する場合もある．

壊死性筋膜炎

1．壊死性筋膜炎の定義

壊死性筋膜炎は，筋体を包む深筋膜と皮下脂肪組織の間に存在するクモの巣状の疎な結合組織からなる浅筋膜の細菌感染症で，水平方向に進展拡大していく疾患といわれている[10]．壊死性筋膜炎の主座は確かに深筋膜上の疎な結合組織であるが，これは解剖学的に浅筋膜と考えられているものとは若干異なることに注意が必要である．解剖学的な浅筋膜は皮下組織を浅在性脂肪組織と深在性脂肪組織に分ける線維性の膜構造を指すことが多い[11][12]．試験切開やデブリードマンを行う際は解剖学的な浅筋膜の下ではなく，さらに深部にある深筋膜上で行う必要がある（図3）．壊死性筋膜炎は特定の部位や性状によりフルニエ壊疽やガス壊疽など様々な名称で呼ばれるが，病名にこだわる必要はない．陰部の病変であれば嫌気性菌と腸内細菌の混合感染を想定し，ガス産生があれば嫌気性菌や腸内細菌に加えてクロストリジウム属を想定する．壊死組織のデブリードマンと抗菌薬投与という治療は変わらないため，最近は壊死性変化を伴う皮膚から筋までのいずれかの感染症として壊死性軟部組織感染症という病名が使用されることも多い[13][14]．いずれの病名を使用する場合で

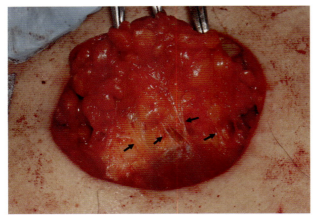

図 3.
大腿内側の腫瘍に対して深筋膜上で剥離しているところ
正常時は，深筋膜上から脂肪組織に向かう微細な光沢のある線維性の結合組織が確認できる(矢印).

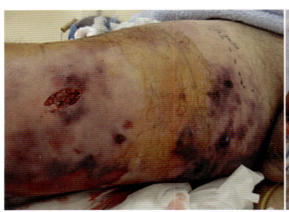 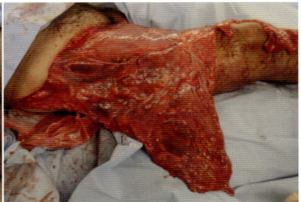

図 4．A 群 β 溶連菌による壊死性筋膜炎(70 歳代，男性．基礎疾患なし)　　a|b
右大腿基部に疼痛が出現し，数時間ごとに疼痛範囲が拡大して紅斑や紫斑も生じた．発症から約 24 時間後にショック状態となり受診．
　a：来院時所見．右大腿基部内側から右下腿近位部内側に境界不明瞭な紫斑が広がり，大腿内側に血疱を認める．大腿前内側に前医での試験切開創あり．紅斑は目立たない．
　b：術中所見．大腿内側から前方へ向かって病変を深筋膜上で剥離したところ．線維性の結合組織が失われ，浮腫状の膜様構造を認める．右下肢ほぼ全体と下腹部の正中から右側，右側腹部のデブリードマンを行った．

も包含される疾患の緊急度に大きな差があることを理解しておく必要がある．多くの症例は進行が日単位で病院受診まで数日の経過があるが，A 群 β 溶連菌の壊死性筋膜炎は局所所見と全身状態が時間単位で悪化することがあり，極めて緊急性が高い(図 4)．

2．壊死性筋膜炎の起因菌

壊死性筋膜炎の起因菌は健常者では A 群 β 溶連菌や黄色ブドウ球菌が多く，クロストリジウム属も汚染創があれば原因になる．糖尿病や手術創部などがあると腸内細菌や嫌気性菌など様々な菌の混合感染を生じることがある．また免疫抑制状態，糖尿病や肝腎疾患の合併があれば，大腸菌やクレブシエラ，緑膿菌をはじめとしたグラム陰性菌による壊死性筋膜炎も起こし得る[15)16)]．当院では初療時より試験切開時の深部組織検体を用いた塗抹検査も参考にして抗菌薬を選択している．塗抹検査は菌本来の形態を示さないことも多く，起因菌の確定は難しいが，ある程度絞り込むことが可能である．グラム陽性球菌が単一で確認できる場合，連鎖球菌が強く疑われる形態であればベンジルペニシリンを用いる．臨床経過から A 群 β 溶連菌を強く疑う場合は毒素産生抑制の相乗効果を期待してクリンダマイシンを併用する[17)]．連鎖球

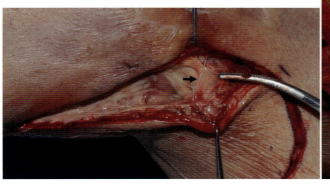
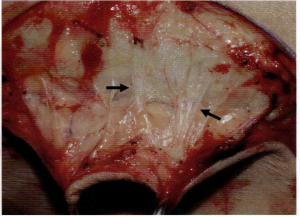

図 5. B群β溶連菌による左下腿壊死性筋膜炎．術中所見(70歳代，男性)
 a：下腿後面を切開したところ．深筋膜上の線維性の結合組織が失われ，黄白色の膜様構造が残っている(矢印)．
 b：大腿外側まで切開を拡大したところ．深筋膜上に微細な光沢のある線維性の結合組織を認め(矢印)，ほぼ正常と判断してデブリードマンの範囲はここまでとした．

菌を強く疑う場合以外は黄色ブドウ球菌もカバーしてセファゾリンなどを用いる．グラム陰性桿菌が単一で確認される場合はセフトリアキソンなどを選択し，混合感染であれば嫌気性菌もカバーしてメトロニダゾールを併用する．MRSA や ESBL 産生菌などをカバーしたい場合はバンコマイシンやメロペネムなどを使用するが，実際に MRSA や ESBL 産生菌が検出されることは多くない[18]．耐性菌の増加を助長しないために，バンコマイシンやメロペネムなどの使用は，全身状態が悪くて塗抹検査で対象菌を除外できない症例に限るべきであろう．広域抗菌薬で治療を開始した場合でも，経過や培養結果を確認して可能であれば抗菌薬を狭域化する．

3．壊死性筋膜炎の症状，試験切開

壊死性筋膜炎を疑う局所所見は，境界不明瞭な紫斑，皮膚所見と比較して非常に強い疼痛，正常にみえる部位の圧痛などである．全身症状は発熱や倦怠感など蜂窩織炎でもみられる症状に加えて，頻呼吸や頻脈，重症例は意識障害や敗血症性ショックを呈する．壊死性筋膜炎を見逃さないために，局所所見に加えて呼吸・循環・意識状態の異常から疑い，試験切開を行うことが重要である[19]．試験切開の所見は迷うことも多いので最も所見が強い部位を選び，引き続き行うかもしれないデブリードマンを想定して切開線をデザインする．皮膚切開を加えて皮下組織を鈍的に剝離し，深筋膜上の結合組織を確認する．正常時は，深筋膜上から脂肪組織に向かう微細な光沢のある線維性の結合組織が確認できる(図 3，図 5-b)．壊死性筋膜炎の初期は，線維性の結合組織は残るが，微細な光沢が失われて，浮腫状か黄白色に変化する(図 6-a の紫斑に皮膚切開した図 6-b を参照)．進行すると線維性の結合組織が失われて浮腫状や黄白色の膜様構造が残る(図 4-b，図 5-a，図 7-b)．初期の変化しかない場合はフィンガーテスト所見も合わせて判断する．深筋膜上で水平方向に指を進めて容易に剝離されればフィンガーテスト陽性である．深筋膜上は正常時でもある程度の力を加えると剝離されるため，正常時の所見を知っておく必要がある．壊死性筋膜炎以外で深筋膜上の観察や操作を行う際は結合組織の正常な外観と剝離に要する力を確認するようにしたい．初期の変化はあるがフィンガーテストで陰性など，蜂窩織炎か壊死性筋膜炎の初期かの判断が難しい場合(図 6-b，図 8-b)は，抗菌薬を投与しながら連日切開部を確認する．その際，進行期の所見を認め，フィンガーテスト陽性となれば壊死性筋膜炎と判断し，デブリードマンを行う．

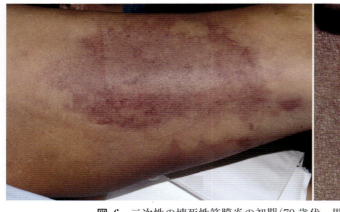
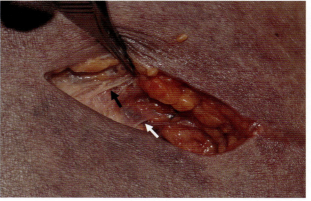

図 6. 二次性の壊死性筋膜炎の初期(70 歳代,男性．B 型慢性肝炎と末期腎不全あり)　　a｜b
体調不良となり 3 日後に体動困難，左側腹部痛と右大腿部痛が出現．高度の代謝性アシドーシス，一時心肺停止するなど非常に重篤な全身状態で入院数時間後に死亡．血液検体と深部組織検体から大腸菌が検出され，病理解剖で特発性細菌性腹膜炎が判明した．
　a：来院時所見．右大腿外側にやや境界不明瞭な紫斑を認める．左側腹部にも同様の所見を認めた．
　b：右大腿外側の試験切開所見．線維性の結合組織は残るが，微細な光沢が失われ，浮腫状(白矢印)や黄白色(黒矢印)に変化している．フィンガーテストは陰性で重篤な全身状態との乖離を認めた．

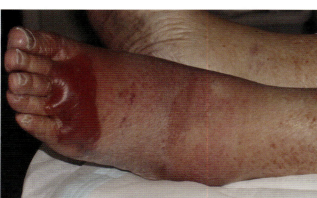
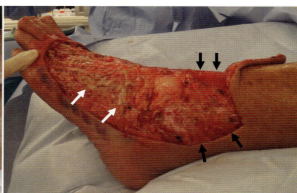
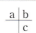
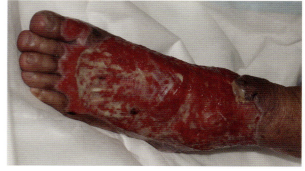

図 7. *Streptococcus dysgalactiae subsp. equisimilis* による壊死性筋膜炎(80 歳代，男性)
　a：来院時所見．左足背から足関節部に紅斑，腫脹を認める．足趾基部に大型水疱が形成され，足背に点状紫斑をわずかに認める．
　b：デブリードマン直後の所見．深筋膜上の線維性の結合組織が失われ，浮腫状(黒矢印)や黄白色(白矢印)の膜様構造が残る．
　c：経過良好な術後 13 日目の所見．遠位部に壊死組織がわずかに残るが，鮮紅色な肉芽組織がおおむね創部全体に出現している．術後 1 週間程度で出現し始め，急速に増生した．

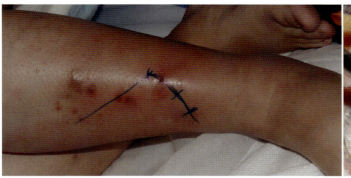

図 8. A 群 β 溶連菌による蜂窩織炎(30 歳代, 女性, 妊娠 37 週)
発熱と左下腿の疼痛が出現した翌日にショック状態となり受診.
a:来院時所見. 左下腿遠位から足関節周囲にかけて境界不明瞭な紅斑, 腫脹あり. 虫刺痕を伴っている.
b:試験切開所見. 線維性の結合組織は残るが, 微細な光沢がやや失われ, やや浮腫状になっている(矢印). フィンガーテストは陰性. 深部組織検体の塗抹検査で少数のグラム陽性球菌を認めた.

4. 壊死性筋膜炎の治療

深筋膜上の結合組織の壊死を確認したあとは, 試験切開を延長して正常か正常に近い組織が確認できるまで深筋膜上で剝離を行い, 壊死した結合組織をすべて外気に解放する. 術後は毎日洗浄を行い, 抗菌薬の効果が期待できない壊死部の菌量を物理的に減らしていく. 手術時に壊死組織をすべて除去する必要はなく, 抗菌薬投与と毎日の洗浄を継続することで, 肉芽の増生とともに壊死組織は除去されていく. デブリードマンがうまくできていた場合は 24 時間以内に昇圧剤が減量でき, 72 時間以内に中止できることが多い. 局所所見は術後 1 週間程度で一部に肉芽組織を認め, その後も肉芽の増生が続き, 術後 2 週間程度で創部全体に肉芽組織が出現すれば経過は良好である(図7). この時点で閉創を計画するが, 皮膚壊死で縫縮できず, 分層植皮が必要になることが多い. 良好な経過を辿らない場合はまず追加デブリードマンを考慮する. 水平方向のデブリードマンが十分に行えている場合は膿瘍や筋壊死など深部方向も評価する. 深部方向の評価は, 肉芽増生が不良な部位の深筋膜を一部切開して肉眼的に確認する方法や造影 CT など画像検査で確認する方法がある. 十分なデブリードマンが行えていても重篤な基礎疾患があると改善しないことがあり, また A 群 β 溶連菌など強毒菌の場合は改善に時間がかか

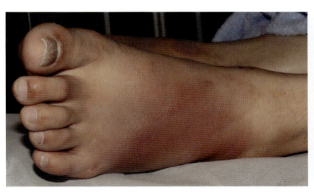

図 9. 二次性の蜂窩織炎(60 歳代, 男性)
左足背に紅斑を認める. 両膝にも同様の所見あり. 血液検査で高度な炎症反応あり. 抗菌薬投与で翌日に皮膚症状は消失したが, 頸部痛が出現. のちに MSSA 菌血症, 感染性心内膜炎, 化膿性脊椎炎, 腸腰筋膿瘍などが判明した.

ることが多い.

皮膚感染症を診たときの注意点

皮膚感染症で抗菌薬投与に反応が悪い場合は再度感染症以外の疾患を鑑別する必要があるが, それに加えて膿瘍や異物, 骨髄炎や関節炎, 滑液包炎など深部組織での感染を考慮する. 抗菌薬治療により局所所見が深部感染部位に限局してくることがある. 画像検査を行い, 関節や滑液包の穿刺, 外科的処置の適応を検討すべきである. また皮膚感染症を診た際は菌血症からの二次性病変の可能性を検討する(図 6, 9)[20]. 特に多発している場合

や腰痛，巣症状，関節痛の合併，皮膚症状出現前の長い病歴，全身状態や炎症反応に比較して皮膚症状が軽度などがあれば要注意である．身体診察や画像検査で膿瘍や化膿性脊椎炎，感染性心内膜炎など，原発となり得る感染巣を検索する必要がある．

おわりに

皮膚感染症はありふれた疾患であるが，治療の遅れが死亡につながる重症例が存在する．救命困難な場合もあるが，多くは適切な対応により救命可能である．ここで述べたことや症例写真が皮膚感染症の適切な対応を学ぶにあたって何かの役に立てば幸いである．また座学も大切だが経験しなければわからないことも多い．出会った症例すべてを大切にして，緊急性の高い局所所見や全身症状，試験切開の所見，良好な経過などを学んでいくべきである．

参考文献

1) McHenry CR, et al：Determinants of mortality for necrotizing soft-tissue infections. *Ann Surg*, **221**(5)：558-563, 1995.

2) Janssens HJ, et al：A diagnostic rule for acute gouty arthritis in primary care without joint fluid analysis. *Arch Intern Med*, **170**(13)：1120-1126, 2010.

3) Dalbeth N, et al：Gout. *Lancet*, **388**(10055)：2039-2052, 2016.

4) Wells PS, et al：Does this patient have deep vein thrombosis? *JAMA*, **295**(2)：199-207, 2006.

5) Crisp JG, et al：Compression ultrasonography of the lower extremity with portable vascular ultrasonography can accurately detect deep venous thrombosis in the emergency department. *Ann Emerg Med*, **56**(6)：601-610, 2010.

6) Moran GJ, et al：Methicillin-resistant S. aureus infections among patients in the emergency department. *N Engl J Med*, **355**(7)：666-674,

2006.

7) Raff AB, et al：Cellulitis：A Review. *JAMA*, **316**(3)：325-337, 2016.

8) Cranendonk DR, et al：Cellulitis：current insights into pathophysiology and clinical management. *Neth J Med*, **75**(9)：366-378, 2017.

9) Dall L, et al：Rapid resolution of cellulitis in patients managed with combination antibiotic and anti-inflammatory therapy. *Cutis*, **75**(3)：177-180, 2005.

10) 中村泰大：感染症の外科的治療．皮膚外科学(影山博之ほか編)，秀潤社，pp. 572-579，2010.

11) Si L, et al：The Superficial Fascia System：Anatomical Guideline for Zoning in Liposuction-Assisted Back Contouring. *Plast Reconstr Surg*, **151**(5)：989-998, 2023.

12) Stecco C, et al：The fascia：the forgotten structure. *Ital J Anat Embryol*, **116**(3)：127-138, 2011.

13) Anaya DA, et al：Necrotizing soft-tissue infection：diagnosis and management. *Clin Infect Dis*, **44**(5)：705-710, 2007.

14) 杉田和成：臨床講義 壊死性軟部組織感染症 病態から考える診断と治療へのアプローチ(解説)．**64**(12)：1981-1985，2022.

15) Yahav D, et al：Monomicrobial necrotizing fasciitis in a single center：the emergence of Gram-negative bacteria as a common pathogen. *Int J Infect Dis*, **28**：13-16, 2014.

16) Rahim GR, et al：Monomicrobial Klebsiella pneumoniae necrotizing fasciitis：an emerging life-threatening entity. *Clin Microbiol Infect*, **25**(3)：316-323, 2019.

17) Mascini EM, et al：Penicillin and clindamycin differentially inhibit the production of pyrogenic exotoxins A and B by group A streptococci. *Int J Antimicrob Agents*, **18**(4)：395-398, 2001.

18) 沖中友秀ほか：本邦での壊死性軟部組織感染症の原因菌と初期抗菌薬についての後方視的検討．日化療会誌，**69**(2)：123-130，2021.

19) 杉田和成：救急と重症例を俯瞰する．*Visual Dermatol*，**23**(4)：310-313，2024.

20) 杉田和成：私の視点 壊死性筋膜炎(解説)．皮膚病診療，**44**(1)：85，2022.

◆特集／あしの病気 私はこうしている
感染症
足白癬と爪白癬

常深 祐一郎*

Key words：足白癬(tinea pedis)，爪白癬(onychomycosis)，真菌学的検査(mycological examination)，外用抗真菌薬(topical antifungal agent)，経口抗真菌薬(oral antifungal agent)

Abstract 足白癬や爪白癬は，類似する他疾患は多く，診断に際しては真菌学的検査が必須で，鏡検や白癬菌抗原キットを用いて確定診断する．検体の採取部位が重要で，加えて鏡検においては，検体を十分に溶解し，顕微鏡を適切に設定し，菌要素を正しく認識する技術が必要である．治療においては，効果の高い薬剤を選択し，外用療法では病変の状態を評価して適切な剤形を選ぶ．さらに塗布範囲，塗布量，塗布期間などについて十分な外用指導を行う．爪白癬では経口抗真菌薬が第1選択であるので，積極的に活用する．さらに，角化型や局所合併症のある症例など足白癬においても経口抗真菌薬を併用することで効率のよい治療を行うことができる．

白癬の分類[1]~[3]

白癬は，白癬菌が皮膚の角層およびその特殊形である毛や爪に寄生する感染症である．白癬は部位(つまり皮膚の構造)によって頭部白癬，生毛部白癬(顔面白癬，体部白癬，股部白癬)，足白癬，手白癬，爪白癬に分類することが治療方針の選択に有用である．本特集は足の疾患についてであるから，ここでは足白癬と爪白癬について述べる．

臨床像[1]~[3]

足白癬では趾間の浸軟や鱗屑(趾間型：図1)，足底の鱗屑や小水疱(小水疱型：図2)，過角化(角化型：図3)がみられる．爪白癬は，爪甲の肥厚や混濁が遠位や側面から始まる遠位側縁爪甲下爪真菌症(distal and lateral subungual onychomycosis：DLSO：図4)，爪甲表面だけが白濁する表在性白色爪真菌症(superficial white onychomycosis：SWO：図5)，爪甲の近位部から混濁が始ま

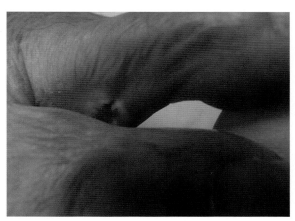

図 1．趾間型足白癬
趾間が浸軟し，浸軟した鱗屑が付着している．

る近位爪甲下爪真菌症(proximal subungual onychomycosis：PSO：図6)，爪甲下角質増殖を伴わず爪甲も肥厚せず爪甲内が白色に混濁する endonyx onychomycosis(全層性爪真菌症と訳されることもあるが定訳はない)(図7)．爪甲全体かつ全層に病変が及び爪甲が肥厚し脆弱化した全異栄養性爪真菌症(total dystrophic onychomycosis：

---

* Yuichiro TSUNEMI，〒350-0495 埼玉県入間郡毛呂山町毛呂本郷38 埼玉医科大学皮膚科，教授

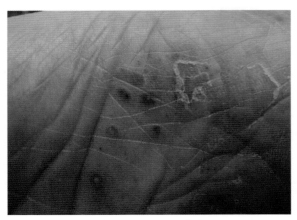

図 2. 小水疱型足白癬
足底に小水疱が多発し，(水疱蓋由来の)環状の鱗屑がみられる．

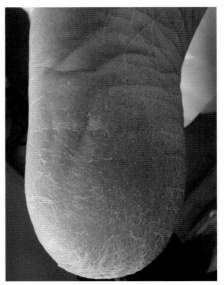

図 3. 角化型足白癬
足底にびまん性に過角化をきたし多数の鱗屑が付着している．

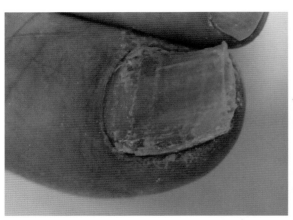

図 4. 爪白癬(遠位側縁爪甲下爪真菌症)
遠位や側面から爪甲の肥厚や混濁が進行する．

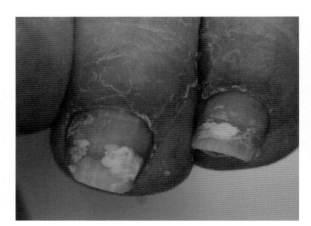

図 5. 爪白癬(表在性白色爪真菌症)
爪甲表面が境界明瞭に白濁している．

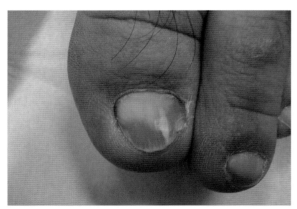

図 6. 爪白癬(近位爪甲下爪真菌症)
爪甲の近位部が混濁がしている(この症例では楔形の混濁も混在している)．

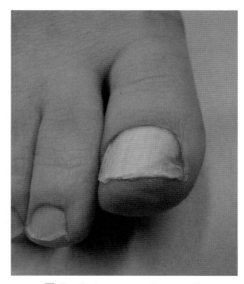

図 7. Endonyx onychomycosis
爪甲が白濁するが，爪甲の肥厚や爪甲下角質増殖はない．

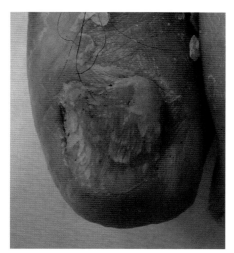

図 8. 爪白癬（全異栄養性爪真菌症）
爪甲全体かつ全層に病変が及び，爪甲が肥厚し脆弱化する．

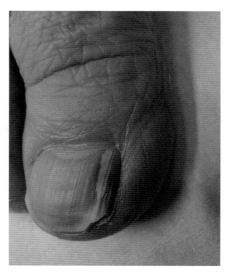

図 9. 楔型 yellow spike
楔状に混濁している．近位部の黄褐色に混濁している部分に空洞があり菌の塊が形成されている．

TDO：図8）に分類される．特殊な病型の楔型 yellow spike は楔状の混濁（図9）で楔の先端（混濁部の近位部）が空洞になっており，そこに菌塊（dermatophytoma）が形成される．

診断と検査

白癬の診断においては病変部に真菌が存在することを証明することが必須である．白癬菌は角層や，毛，爪など表在部位に存在し，検体を直接採取することが容易であるため，直接鏡検が基本となる．その際，検体の採取部位や菌要素と菌要素でないものを的確に見分ける技能が重要である．ただし，爪甲は細切し，KOH 溶液で十分に溶かす必要があるため，多くの検体を処理するのが難しいこと，菌要素の変形が強く認識できないこともあることから，鏡検での見落としもある．それを補う目的で，白癬菌抗原キットが利用できるようになった．

1．直接鏡検

a）検体採取

多くの場所から検体を取ったほうが菌要素の検出率は高くなる．逆に1か所から採取して菌が見つからなくても，たまたまそこに菌がいなかっただけのこともあり，白癬でないとは断定できない．検体の採取は，足白癬では小水疱からの検出率が高い．水疱蓋を剪刀で切除するか，破れた水疱であれば鑷子で角層を採取する．鱗屑は完全に浮いていない，これから剥がれる直前の鱗屑を（浮き上がった部分を採取するのではなく）鑷子でこれから剥がれる方向に剥がしてまだ付着している部分を採取する．鱗屑が浮き上がってペラペラとしている部分には菌はいない．趾間では浸軟して白くなっている鱗屑は不適切である．乾いていてまだ皮膚に付着している鱗屑を鑷子で剥がし取る．足底の過角化は角層を剪刀などで切り取る．過角化部位からは菌の検出率が低いので多めに検体を採取する．爪白癬の SWO では爪甲表面の白濁部をメスや剪刀の刃で削り取ればよい．DLSO では混濁部と正常部の境界までニッパーなどで削り込んで病爪を採取する．混濁している爪甲の先端には菌要素は少ない．PSO では爪甲を開窓して爪甲下の混濁部を採取する．爪甲表面のみが硬いので，ニッパーで爪甲表面を挟むと穴があいて開窓でき，その下から鑷子でぼろぼろとした検体を取り出す．

b）検体処理と観察

検体をスライドグラスに載せる．この際爪は細かく砕いておく．カバーグラスをかけて，隙間か

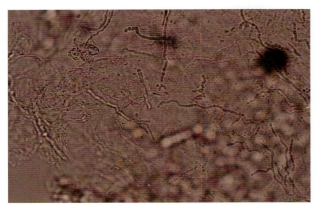

図 10．鏡検像
分岐する菌糸があり，くびれて数珠状の分節胞子になりつつある．

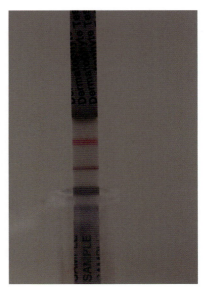

図 11．白癬菌抗原キット
上の赤色のラインはコントロールラインで，抽出液が適切に上昇したことを示す．下のラインがテストラインで紫色に変化すると，陽性を意味する．

らKOH水溶液(ズーム®(久光製薬)として市販されている)を滴下する．アルコールランプやホットプレートなどで緩やかに加熱する．加熱しすぎると沸騰して結晶が析出し，観察不可能になるので注意する．ズーム®にはジメチルスルホキシド(dimethyl sulfoxide：DMSO)が添加されていて加熱しなくても溶解が促進される．検体が溶解したところで，カバーグラスの上から検体を軽く薄く押しつぶして，顕微鏡で観察する．顕微鏡の設定は絞りを絞って，コンデンサーは下げる．対物レンズは10倍(接眼レンズと合わせて100倍)がよい．この倍率が視野もある程度広く，また菌要素の形態も十分認識できる．白癬菌では菌糸と分節胞子がみられる．菌糸は隔壁があり，分岐がみられる．分節胞子は菌糸が隔壁で区切られ，直線状に連なる胞子となったものである(図10)．爪白癬では菌要素の変形が強く，太くて短い菌糸や，ばらばらになった胞子のみのこともある．角層細胞間の脂肪滴が亀甲様になり菌要素のようにみえる菌様モザイクというものや，検体を深く採取したときにみられる真皮の線維，衣服の繊維，KOHの結晶，気泡などを菌要素と間違えてはならない．

2．イムノクロマト法

イムノクロマト法を用いた白癬菌抗原キット(デルマクイック®爪白癬(マルホ株式会社))が保険収載されている．採取した爪甲検体をチューブに入れ，抽出液を加え，攪拌棒で攪拌してから静置し，ストリップを浸すと，抗原を含んだ抽出液がストリップを上昇し，白癬菌抗原が存在するとラインが現れる(図11)．保険で使用する条件が規定されている．直接鏡検ができる医療現場ではまず鏡検を行い，陰性の場合に確認のために本キットを使用できる．鏡検ができない医療現場(顕微鏡がない，試薬がない，往診先であるなど)では最初から本キットを使用することができる．それぞれ使用理由を診療報酬明細の摘要欄に記載する必要がある．

診断と治療に際しての注意

白癬であっても外用抗真菌薬を塗布すると菌が激減するため，その後鏡検で菌要素を検出することは難しくなる．一方，もともと白癬でなければ菌要素は検出できない．よって，抗真菌薬を始めたものの改善しない(ほかの湿疹などを合併している，外用抗真菌薬で接触皮膚炎を起こしているな

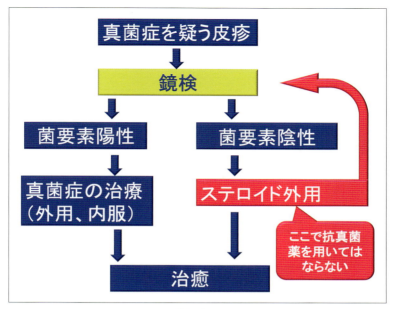

図 12.
臨床的に足白癬を考えるが，鏡検で真菌が検出できないときは，ステロイドを外用し，1〜2週間後に再度鏡検を行う．湿疹などであればステロイド外用により治癒するし，足白癬であれば白癬菌が増えるためみつかりやすくなる．臨床像が白癬に似ているからといって抗真菌薬を使用してはならない．

ど）ということで鏡検を行ったものの菌要素がみつからない場合，白癬であるのかないのかは区別できない．つまり治療開始前の確実な診断が極めて重要であり，白癬には診断的治療は成立しない．鏡検を行わず，もしくは鏡検で陰性であったもののやはり白癬を考えるからといった理由で抗真菌薬を使用し始めることのないようにする．足白癬や爪白癬に類似するほかの疾患は多い．臨床的に足白癬を考えるが，鏡検で真菌が検出できないときは，ステロイドを外用し，1〜2週間後に再度鏡検を行う．湿疹などであればステロイド外用により治癒するし，足白癬であれば白癬菌が増えるためみつかりやすくなる（図12）．このくらいの期間であれば，臨床的には悪化しないので，優れた方法である．

病態を考えた治療方針[4]〜[6]

表皮細胞は自然免疫機構として，TLR2やTLR4，dectin-1など白癬の菌体構成成分を認識する受容体を有している．そのため表皮細胞は白癬菌と接すると種々のサイトカインを産生し，炎症を惹起することができる．白癬菌は角層に寄生するが，角層が薄い生毛部に起こる体部白癬では，白癬菌が表皮細胞と容易に接するため炎症が引き起こされ，紅斑や瘙痒が生じる．炎症が起こると，表皮のターンオーバーが速くなり白癬菌を押し出す．さらに表皮細胞からのカテリシジンなどの抗菌ペプチドの産生も増加する．白癬菌はまだ自然免疫の機構に認識されておらず，炎症の起こっていない外側に逃れる．そのため臨床的には，病変は中心治癒傾向を示しながら外方に向かって拡大し環状になる．一方，足底など角層の厚い部分では白癬菌が表皮細胞と接する機会が少ないため，臨床的に変化が少ない．実際，足白癬で瘙痒を伴う頻度は10％程度とされる．つまり，症状がないからといって白癬菌がいないとはいえず，一見症状のないところにも白癬菌は存在する．よって治療の際には，抗真菌薬は臨床症状がない部分も含め，足底全体に外用しなければならない．白癬菌が増殖し角層の下層にまで及ぶと，

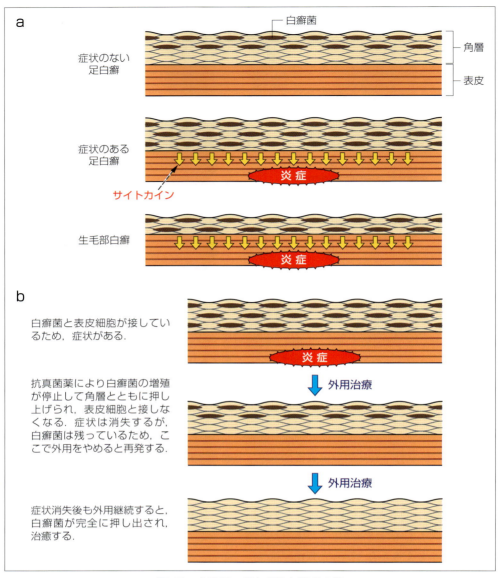

図 13. 白癬菌の存在部位と臨床症状

a：白癬菌が角層の表層にしか存在しないときには白癬菌が表皮細胞と接する機会が少ないため，臨床的に変化が少ない．症状がほとんどないからといって白癬菌がいないわけではない．白癬菌が増殖し角層の下層にまで及ぶと，表皮細胞に認識され，炎症が起こる．そうすると水疱や鱗屑といった臨床症状が強くなる．生毛部白癬では角層が薄いため，すぐに白癬菌と表皮細胞が接して炎症が起こる．体部白癬に瘙痒を伴うことが多いゆえんである．

b：角層の下層まで白癬菌が増殖して症状のある足白癬に抗真菌薬を使用すると，白癬菌の増殖が止まるため，白癬菌は角層の上昇に伴って押し上げられ，表皮細胞と接触しなくなり，生体反応が減弱し，臨床症状が軽快する．一見治癒したようにみえるが，角層上部に白癬菌は残存している．ここで抗真菌薬を中止すると，白癬菌は再び増殖を始め，再燃する．逆に臨床症状消失後も角層のターンオーバーの期間外用を継続すれば，白癬菌は完全に押し出され治癒する．

（文献 4 より引用）

表 1. 外用抗真菌薬の一般名と商品名, 剤形, 添付文書の効能効果および実際の効果

系　統	一般名	先発品の商品名 剤　形	添付文書の効能・効果		
			白　癬	カンジダ症	マラセチア症
イミダゾール系	ルリコナゾール	ルリコン クリーム, 軟膏, 液	◎	◎	◎
	ラノコナゾール	アスタット クリーム, 軟膏, 液	◎	◎	◎
	ケトコナゾール	ニゾラール クリーム, ローション	◯	◎	◎
	ネチコナゾール	アトラント クリーム, 軟膏, 液	◯	◎	◯
	ビホナゾール	マイコスポール クリーム, 液	◯	◯	◯
モルホリン系	アモロルフィン	ペキロン クリーム	◎	◎	◎
チオカルバミン酸系	リラナフタート	ゼフナート クリーム, 液	◎	×	×
アリルアミン系	テルビナフィン	ラミシール クリーム, 液	◎	◯	◯
ベンジルアミン系	ブテナフィン	メンタックス, ボレー クリーム, 液	◎	×	◯

◯は添付文書上の効能・効果で, そのうち実際に効果が高いものが◯である. ×は適応がない.

表皮細胞に認識され, 炎症が起こる. そうすると水疱や鱗屑といった臨床症状が生じる. ここで抗真菌薬を使用すると白癬菌の増殖が止まるため, 角層の上昇に伴って押し上げられ, 白癬菌が表皮細胞と接触しなくなり, 炎症が消退する. 一見治癒したようにみえるが, 角層上部に白癬菌は残存している(図13). ここで抗真菌薬を中止すると, 白癬菌は再び増殖を始め, 再燃する. 逆に, 臨床症状消失後も角層のターンオーバーの期間に外用を継続すれば, 白癬菌は完全に押し出され治癒する. 足底の角層のターンオーバーは1～2か月であるから, 臨床症状消失後もそのくらいの期間は外用を継続することが必要になる. 爪白癬でも同様に, 白癬菌を完全に押し出さなくてはならない. つまり混濁がすべて消失しなければならないのである.

治　療[1]～[3]

1. 治療薬
a) 外用抗真菌薬(表1)

すべての外用抗真菌薬が添付文書上白癬の適応症を有するが, 必ずしも実際の効果と一致しない. イミダゾール系では, ルリコナゾールとラノコナゾールはきわめて効果が高いが, ケトコナゾールやネチコナゾール, ビホナゾールは効果が低い. 非イミダゾール系は全体として白癬に効果がある.

b) 経口抗真菌薬(表2)

経口抗真菌薬にはテルビナフィンとホスラブコナゾール, イトラコナゾールがある. 白癬菌に対してはテルビナフィンとホスラブコナゾール(ただし, 保険適用は爪白癬のみ)が第1選択であり, 極めて効果が高い. イトラコナゾールは第2選択となる. テルビナフィンは肝機能と血球減少, 横紋筋融解に注意しながら使用する. イトラコナゾールは, 吸収効率が低い薬剤であるので連続投与では分服せず1回で内服する. また, 酸性下で脂肪分があるほうが吸収が増すため, 食直後に内服する. 肝機能障害と血球減少に注意する. 併用禁忌薬にも注意する. 具体的な検査項目は, 血算(分画含む), 生化学(GOT, GPT, LDH, ALP, γ-GTP, 総ビリルビン, CK, BUN, Cre)で, 検

表 2. 経口抗真菌薬

	イトラコナゾール	テルビナフィン塩酸塩	ホスラブコナゾール L-リシンエタノール付加物
抗真菌スペクトラム（実際の効果の高さ）	広い（白癬菌，カンジダ，マラセチア）	狭い（白癬菌）[注1]	広い（白癬菌，カンジダ）[注2]
保険上の適応症	表在性皮膚真菌症（爪白癬以外）：連続投与 ・白癬（体部白癬，股部白癬，手白癬，足白癬，頭部白癬，ケルスス禿瘡，白癬性毛瘡） ・カンジダ症（口腔カンジダ症，皮膚カンジダ症，爪カンジダ症，カンジダ性爪囲爪炎，カンジダ性毛瘡，慢性皮膚粘膜カンジダ症） ・癜風，マラセチア毛包炎 爪白癬：パルス療法	・白癬（爪白癬，手・足白癬，生毛部白癬，頭部白癬，ケルスス禿瘡，白癬性毛瘡，生毛部急性深在性白癬，硬毛部急性深在性白癬：手・足白癬は角質増殖型の患者および趾間型で角化・浸軟の強い患者，生毛部白癬は感染の部位および範囲より外用抗真菌薬を適用できない患者に限る。） ・カンジダ症（爪カンジダ症）	爪白癬
作用	静菌的	殺菌的	[注4]
角質親和性	高い	中等度	[注4]
併用禁忌薬（薬物相互作用）	多い（併用しないこと）	なし（併用注意薬はあるが，併用可能）	なし（併用注意薬はあるが，併用可能）
警告	なし	重篤な肝障害，血球減少（軽症例を除いて，肝障害や血液障害のある患者には原則使用しない）	なし
肝機能障害[注3]	ときにあり	ときにあり	ときにあり
血球減少[注3]	ときにあり	ときにあり	少ない
横紋筋融解（CK上昇）[注3]	少ない	ときにあり	少ない

[注1] テルビナフィンは白癬菌にはイトラコナゾールより優れる．一方，爪カンジダ症の適応をもつが，カンジダに対してはイトラコナゾールと比較すると効果は低い．

[注2] 活性本体であるラブコナゾールの抗真菌スペクトラム．適応菌種は皮膚糸状菌（トリコフィトン属）．

[注3] イトラコナゾールとテルビナフィンは投与前および投与中の定期検査は必須である．測定項目は，血算（分画含む），生化学（GOT，GPT，LDH，ALP，γ-GTP，総ビリルビン，BUN，Cre（テルビナフィン塩酸塩では CK も）で，検査間隔はイトラコナゾールパルス療法では，各サイクル前に検査する．各サイクルの終了時は不要である．連続投与ではいずれの薬剤も，投与開始前とはじめの 2 回は毎月検査を行い，データに変動がなければその後は 2 か月ごとでよい．なお，ホスラブコナゾール投与中は定期検査は必須ではないが，肝機能障害を有する患者に投与する場合は定期検査を実施することを推奨する（本文参照）．

[注4] 現在データなし．検討を要する．

査間隔はいずれの薬剤も連続投与でははじめの 2 回は毎月検査を行い，データに変動がなければその後は 2 か月ごとでよい．イトラコナゾールパルス療法では，各サイクル前に検査する．各サイクルの終了時は不要である．ホスラブコナゾールはプロドラッグであり，内服後速やかに吸収され，活性本体であるラブコナゾールに変換される．吸収は食事の影響をほぼ受けず安定し，生物学的利用率は 100％ である．ホスラブコナゾールは CYP3A の阻害が中程度のため，併用注意薬（CYP3A により主に代謝される薬剤（シンバスタチン，アゼルニジピン，ミダゾラム），およびワルファリン）はあるが，併用禁忌薬はない．酵素誘導により γ-GTP が上昇することがあるので，AST

と ALT が上昇していなければ（γ-GTP 単独上昇），肝細胞障害ではないので投与に影響しない．AST と ALT が上昇していれば，図 14-a に示すように，それらの値に従って投与する[7]．いずれも開始前と比較して軽度の検査値上昇（投与前に AST と ALT が基準値内であれば 100 U/L 以下，投与前に基準値以上 100 U/L 未満の異常値がある場合，150 U/L 以下が目安）であればそのまま内服を継続できる．その後も肝酵素値が上昇する可能性はあるが，投与が終了すれば，肝機能は回復する．それ以上の上昇の場合，いったん休薬し（中止ではない），再検査して，もとの値に回復してから再投与を検討する（図 14-b）．

いずれの薬剤も副作用の頻度は高くなく，検査

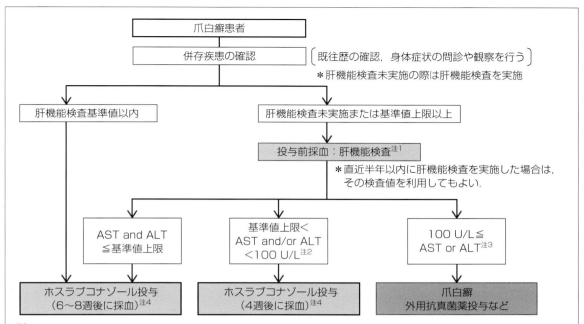

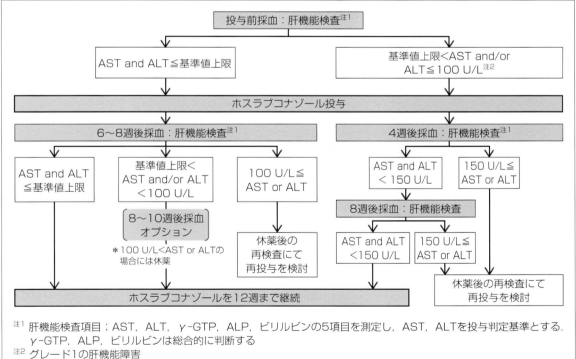

図 14.
a：ホスラブコナゾール投与前の肝機能ごとの投与決定のアルゴリズム（文献 7 より引用，改変）
b：ホスラブコナゾール投与中の肝機能検査と検査値の解釈のアルゴリズム（文献 7 より引用）

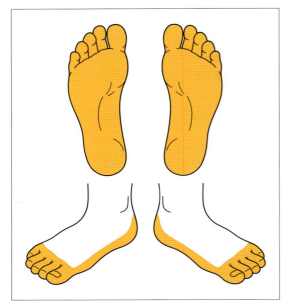

図 15. 足白癬の外用範囲
臨床症状がない部分も含め両足の足底全体，趾間，趾背，足縁，土踏まず，踵上方まですき間なく塗布する．

を行えば十分安全に使用できるので，積極的に活用する．

2．病型ごとの治療方針

a）足白癬

臨床症状がない部分も含め両足の足底全体，趾間，趾背，足縁，土踏まず，踵上方まですき間なく塗布する（図 15）．症状消失後も最低 1 か月は塗り続ける．クリームが頻用される．

(1) 小水疱型，趾間型：抗真菌薬外用を行う．べたつきを嫌う患者では，外用液を使用するとよい．使用感がよくアドヒアランスが向上する．ただし，外用液を使用する際には，刺激性皮膚炎を起こしやすい状態でないことを必ず確認する．

（ⅰ）抗真菌薬外用を行う．
① ルリコナゾール（ルリコン®）クリーム 1 日 1 回塗布
② ラノコナゾール（アスタット®）クリーム 1 日 1 回塗布
③ アモロルフィン（ペキロン®）クリーム 1 日 1 回塗布
④ リラナフタート（ゼフナート®）クリーム 1 日 1 回塗布
⑤ テルビナフィン（ラミシール®）クリーム 1 日 1 回塗布
⑥ ブテナフィン（メンタックス®）クリーム 1 日 1 回塗布

（ⅱ）べたつきを嫌う患者
① ルリコナゾール（ルリコン®）液 1 日 1 回塗布
② ラノコナゾール（アスタット®）外用液 1 日 1 回塗布
③ リラナフタート（ゼフナート®）外用液 1 日 1 回塗布
④ テルビナフィン（ラミシール®）外用液 1 日 1 回塗布
⑤ ブテナフィン（メンタックス®）外用液 1 日 1 回塗布

(2) 角化型：外用のみでは難治で，外用抗真菌薬に加え，経口抗真菌薬を併用する．「小水疱型，趾間型」で述べた外用抗真菌薬に加え，以下の経口抗真菌薬を併用する．
① テルビナフィン（ラミシール®） 1 回 125 mg 1 日 1 回 食後内服
② イトラコナゾール（イトリゾール®） 1 回 100～200 mg 1 日 1 回 食直後内服

(3) 軽度の浸軟や亀裂などを有する症例：特に趾間型で軽度の浸軟や亀裂を有する症例では外用抗真菌薬の刺激性皮膚炎を避けるため軟膏基剤の外用薬を用いる．また趾間にガーゼを挟む，5 本指靴下を使用するなど湿度を下げる工夫を行う．
① ルリコナゾール（ルリコン®）軟膏 1 日 1 回塗布
② ラノコナゾール（アスタット®）軟膏 1 日 1 回塗布

(4) びらんや亀裂，強い浸軟，湿疹，二次感染症などの合併症がある場合：合併症のある状態で外用抗真菌薬を使用すると高率に刺激により増悪させるため，合併症を先に治療してから外用抗真菌薬による治療を開始する．びらんや亀裂，浸軟には亜鉛華軟膏を塗布し，趾間ではガーゼを挟んで，乾燥，上皮化させる．湿疹ではステロイドの外用を行い，二次感染には抗菌薬内服を行う．ただし，経口抗真菌薬の内服は可能であるので，併

用すると真菌に対する治療も初期から開始できる（「角化型」で述べたものを使用する）.

b）爪白癬

抗真菌薬内服が基本である．楔形の混濁や爪甲剝離のある場合，肥厚が強い場合には難治であるから，物理的に削るなどの処置を併用する．SWO型は爪白癬用外用抗真菌薬がよい．従来，楔形に混濁する病型は難治であることが知られているが，ホスラブコナゾール[8]や爪白癬外用抗真菌薬[9]が有効であるという報告もあり，新しいこれらの薬剤では一定の効果が期待できる．また，合併症があって（併用薬があって経口抗真菌薬が使用できないことはない）経口抗真菌薬が使用できない症例でも爪白癬外用抗真菌薬を使用する．

（1）経口抗真菌薬

① テルビナフィン（ラミシール®）　1回125 mg 1日1回　食後内服

② ホスラブコナゾール（ネイリン®）　1回1錠（ホスラブコナゾールとして100 mg）1日1回いつでも内服可能 12週間内服

③ イトラコナゾール（イトリゾール®）　1回200 mg 1日2回 朝夕食直後内服を1週間行い，3週間休薬する．これを3回繰り返す（パルス療法）．

ただし，現在イトラコナゾールは効果の面から爪白癬に使用されることはほとんどない．

（2）外用抗真菌薬

① ルリコナゾール（ルコナック®）爪外用液 1日1回　塗布

② エフィナコナゾール（クレナフィン®）爪外用液 1日1回　塗布

引用文献

1) 常深祐一郎：高齢者に多い真菌症～白癬とカンジダ症～．*WOC Nursing*, **9**(2)：49-57, 2021.
2) 常深祐一郎：白癬．皮膚疾患全身療法薬 Up-to-date（五十嵐敦之編），南江堂, pp. 184-189, 2020.
3) 常深祐一郎：皮膚真菌症．ガイドライン外来診療2020（泉　孝英編），日経BP, pp. 308-316, 2020.
4) 常深祐一郎：オーバービュー～真菌と免疫～．皮膚アレルギーフロンティア, **14**(1)：7-12, 2016.
5) 常深祐一郎：皮膚真菌症とTh17．皮膚アレルギーフロンティア, **17**(2)：97-103, 2019.
6) 常深祐一郎：白癬菌に対する免疫応答．*MB Derma*, **310**：33-39, 2021.
7) 常深祐一郎ほか：新規アゾール系経口爪白癬治療薬ホスラブコナゾール L-リシンエタノール付加物投与時の肝機能検査アルゴリズム．*Prog Med*, **39**(3)：347-351, 2019.
8) Shimoyama H, et al：Treatment outcome with fosravuconazole for onychomycosis. *Mycopathologia*, **186**(2)：259-267, 2021.
9) Watanabe S, et al：Clinical effectiveness of efinaconazole 10% solution for treatment of onychomycosis with longitudinal spikes. *J Dermatol*, **48**(10)：1474-1481, 2021.

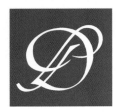

◆特集／あしの病気 私はこうしている
感染症
あしのウイルス感染

清水　晶*

Key words：ヒト乳頭腫ウイルス（human papillomavirus），足底疣贅（plantar wart），Warts in toe webs，爪部ボーエン病（nail Bowen's disease）

Abstract　ヒト乳頭腫ウイルス（HPV）による足底疣贅，爪部ボーエン病について，筆者が実際に解析に携わった例を中心に解説する．足底疣贅に関しては，ダーモスコピーによる点状出血の確認に加え，表面擦過物を用いた HPV DNA 検出を試みている．HPV タイピングは皮膚表面からの HPV 産生の目安となるだけでなく，特異な臨床像を呈している場合に診断の補助となる．また，足の HPV 感染の珍しい例として，足趾間に生じる HPV 7 型陽性の Warts in toe webs について紹介する．ボーエン病に関しては，爪部の症例は少ないが報告されている．この他，足底，足趾間にみられることもある．これらの症例では，粘膜型ハイリスク HPV が感染しやすい条件が揃っていた可能性がある．

はじめに

　足のウイルス性疾患は様々であるが，足底疣贅をはじめとしたウイルス性疣贅が代表的である．今回は良性，悪性の HPV 感染による皮膚疾患を，筆者の経験した症例を中心として解説したい．

HPV とは

　HPV は環状 2 本鎖の DNA ウイルスであり，*E1*，*E2*，*E4*，*E5*，*E6*，*E7*，*L1*，*L2* 遺伝子から構成されている．HPV は基底層に感染し，角化細胞が角層に至るまでに遺伝子発現は変化する．角化細胞が基底層から分化するのに従い，*E1*〜*E7* が発現し，最終的にカプシド蛋白である L1，2 が発現しウイルス粒子となる．HPV の分類は *L1* 遺伝子の塩基配列の違いにより，*L1* 配列に 10% 以上の違いがあれば，新たな HPV タイプとなる．

　皮膚に感染する HPV のタイプは，皮膚型，疣贅状表皮発育異常症型（β属 HPV），粘膜型ハイリスク，粘膜型ローリスクに分類される．通常の疣贅は皮膚型，ボーエン病や有棘細胞癌で検出されるタイプは粘膜型が多い．β属 HPV は疣贅状表皮発育異常症やエイズなどの免疫不全を有する特殊な状態で病変を形成する．疣贅を例に挙げると，尋常性疣贅（HPV 型：2a/27/57 型など），扁平疣贅（HPV 3 型など），ミルメシア（HPV 1 型）など，例外もあるが臨床像，病理像は基本的に感染する HPV 型が規定する．ボーエン病，有棘細胞癌などでは粘膜型ハイリスク HPV が検出されるが，その割合は少なく，手指，外陰部に出現する腫瘍にほぼ限られる．病理学的変化もコイロサイトーシス様の変化は目立たず，再外層にわずかに空胞化した細胞がみられる程度のことも多い．

HPV タイピングと組織内局在の証明

　HPV のタイピングには PCR が必須である．使用する検体としては，ホルマリン固定されたパラフィンブロックを使用することが多い．感度は低くなるがタイピングに使用するには十分である．臨床や病理像から解析対象の HPV を絞り，プライマーを選択する．今回のテーマである足底疣贅の HPV タイピングを行う場合，筆者は SK-1/2 プ

---

* Akira SHIMIZU，〒920-0293　石川県河北郡内灘町大学 1-1　金沢医科大学皮膚科学教室，教授

ライマー[1]を用いて PCR を行う．増幅産物により
ダイレクトシークエンシングを行い，塩基配列を
決定する．

足底疣贅

　足底疣贅は本邦のガイドラインでは尋常性疣贅
の非典型例とされ[2]，ほかの部位に比べ著しく難
治であり，英国のガイドラインでも足底疣贅は別
項目で解説されている[3]．足底疣贅で検出される
HPV は経験上，HPV 27/57 型が中心であるよう
に思うが，報告は意外と少ない．足底に生じる疣
贅として，このほかに小児を中心にミルメシアが
みられる．ミルメシアは HPV 1 型の感染であり，
その免疫原生によるのか，通常の HPV 2a/27/57
型よりも治癒しやすいとされる[4]．病理組織学的
に多数の好酸性封入体がみられ，成人例で非定型
的な臨床像を呈する例もある[5]．筆者も爪周囲の
結節で当初疣贅は疑わなかったが，病理組織学的
に上記と診断し，HPV 1a 型を検出した症例を経
験している．

　また筆者は最近，足底の色素性疣贅を解析する
機会があった．足底の褐色斑を切除したが，病理
で HPV 感染が疑われた．色素性疣贅では HPV
4/60/65 型が知られているが，その症例では HPV
60 型であった．江川は，(色素性疣贅，くろいぼは)
HPV 4/60/65 型で生じるが，HPV 4/65 型と HPV
60 型では臨床的な差異があるとし，特に HPV 60
型が検出された病変を「Keratotic flat lesion」と紹
介している[5]．この HPV 60 型陽性症例も成書で
紹介されている臨床そのものであった．HPV
4/60/65 型陽性疣贅における色素産生機序に関し
ては，病変基底層にメラニン増加があり，melanin
blockade melanocytes の増加がみられるとされて
いる．紹介されている通り，感染細胞から何らか
のメラノサイト活性化に関する因子が放出される
と考えるが，詳細は不明である．後述する爪甲色
素線条型ボーエン病と同様に，HPV 感染細胞とメ
ラノサイトの関連は興味深い．

HPV 7 型による趾間の疣贅
―Warts in toe webs について―

　足趾間に好発する HPV 7 型による疣贅があり，
「Warts in toe webs」として報告されている[6]．
HPV 7 型は「Butchers' Warts」の原因であるが，
鮮魚関係の仕事でも罹患する．HPV 7 型は粘膜皮
膚型とされ，分子系統樹上尖圭コンジローマに近
い．HPV 7 型は浸軟した部位に感染すると思われ
る．これまでの症例では男性の趾間に多いよう
であるが，理由ははっきりしない．我々が経験した
症例では，趾間の浸軟を避け，清潔にするよう指
導し効果的であった．HPV 7 型が増殖しにくいと
思われる浸軟から清潔な状態に環境を改善するこ
とも，このタイプの疣贅に対する治療戦略である
と考えている．HPV 7 型は検査する意義のある
HPV であり，疣贅における HPV タイピングの重
要性を示唆している．

擦過産物を用いた HPV 検出の意義
―足底疣贅における陽性率について―

　筆者らは最近マルホ株式会社との共同研究とし
て，皮膚表面検体を用いて HPV 検出を行い，表
面擦過，角質，角質除去後の表面擦過の 3 種類の
検体サンプリングによる差を比較した[7]．興味深
いことに角質除去の前後で比較して，検出できる
HPV のコピー数は角質除去前後で差がなかった．
つまり表面をぬぐっても，角質を採取しても
HPV の検出は同様に可能であるということであ
る．疣贅表面の HPV タイピングは診断，治癒判
定を行ううえで有用であると考えている．

　我々の研究では HPV タイピングも行い，足底
に関しては HPV 1/27/57/65 型を検出した．世界
的にこのような検討をしている施設は意外と少な
い．粘膜型ハイリスク HPV の検出は子宮頸癌の
研究進歩により，優れた PCR によるタイピング法
が開発されてきたが，皮膚 HPV の検出はこれに
比べ発表は少ない．筆者も数年前までは疣贅の
HPV 検出はなるべく避けるようにしていたが，

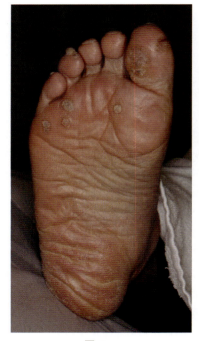

図 1.
液体窒素凍結療法で難治であったが，生検後，ヨクイニン内服＋スピール膏処置で治癒した．同様の経過で軽快する例が時々みられる．生検の影響，治療変更の効果などを考えている．

疣贅用に開発された Sasagawa と Mitsuishi の PCR 法(SK-1/2 プライマーを使用)を使用することで，効率よく検出できるようになった[1]．

足底疣贅に話題を戻すと，これは筆者の経験からであるが，特に難治である場合は HPV 27/57 型感染が多いと考えており，難治性足底疣贅は「足底 HPV 27/57 型感染症」と言い換えてもいいのかもしれない．原因ウイルスを中心にこの足底疣贅を見直すと，疾患に対するアプローチは大分変わってくる．治療開始，治癒判定に HPV27/57 型の産生排出が大いに参考になり，将来的にはこれらの HPV をターゲットとしたワクチン開発も期待できる．

足底疣贅の治療

疣贅治療に関しては，筆者はガイドラインを参考に進めている[2]．以前は様々な有効な方法があり試行錯誤していたが，最近は保険適用外使用が難しくなっており，医療安全面からもこれらを試すことも困難な状況である．特に若手の先生方においては，ガイドラインから疣贅治療に用いられる治療法を確認し，各施設で使用可能なものを把握することが重要であると思う．

治療法選択の際にガイドラインの巻末にあるアルゴリズムは便利である．4 つのアルゴリズムに分かれており，尋常性疣贅，小児の疣贅，免疫不全に関連する多発性疣贅，今回のテーマである足底疣贅が紹介されている．足底疣贅のアルゴリズムによると，角質除去＋通常の液体窒素凍結療法を行い，難治であれば強めの液体窒素凍結療法，サリチル酸外用(絆創膏)，ヨクイニン内服，レチノイド内服が候補となる．さらに難しければ局所免疫療法，いぼ剥ぎ法，VitD$_3$ 外用などを考慮し，そのほかの C1，C2 群が候補となる．いずれにしても十分な角質除去を行い，ヨクイニン内服，サリチル酸外用の併用を考える．移植後免疫抑制剤内服例など，上記の治療を行っても難治である例は存在する．これらの難治例に対し，筆者は，角質除去に加え疼痛の少ないサリチル酸絆創膏のみとし，経過観察している例もある．完治はしないまでも，疣贅のボリュームは減少し疼痛はないことからある程度の満足は得られている．英国ガイドラインも同様の治療方針を推奨しているように思う．

また，筆者は診断確定のために生検を行ったあとに，ヨクイニン内服とサリチル酸絆創膏使用で治癒する例も経験している．ガイドラインにも治療のローテーションが勧められているが，同じ治療で難治であるときは，何らかの変化が必要で，いぼ剥ぎ(部分的であっても)や生検がこれに該当するのではないかと考えている(図 1)．これらの難治性疣贅は大きな課題であり，疣贅の新規治療薬の開発が強く望まれる．

足底の表皮様嚢腫

足底の表皮様嚢腫では HPV 感染の関与が知られている(図 2)．HPV 57/60 型の関連が知られているが，筆者は HPV 60 型関連のみ経験している．

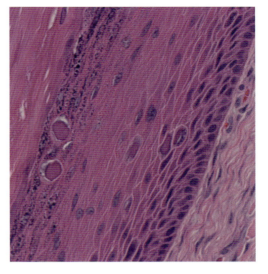

図 2.
足底表皮様囊腫病理像
囊腫壁に好酸性の封入体がみられる．HPV 60 型感染の所見である．

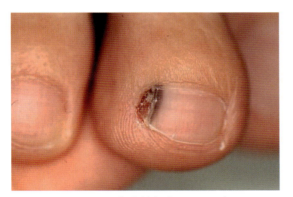

図 3. 爪甲色素線条型ボーエン病
左足趾にみられた色素線条

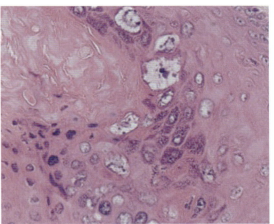

図 4. 爪甲色素線条型ボーエン病の病理像
空胞化した異型細胞あり[9]．切除組織より粘膜型ハイリスク HPV 56 型を検出した．

独特な封入体形成があり，慣れてくると HE 所見で HPV タイプがわかる．その発生には外的な刺激や汗腺組織への感染が知られている．HPV 60 型陽性の足底表皮様囊腫は比較的よくみる疾患であるが，HPV 60 型が真皮内でどのように病変を作るのか，また HPV 60 型にとっては囊腫形成がどのような意味(免疫からの逃避など)があるのかなど興味は尽きない．

足の爪部ボーエン病

手指の爪ボーエン病に関して，筆者は若年男性の手指爪部に生じ，粘膜型ハイリスク HPV が約半数に検出されることから，性感染症としての位置付けを考えている[8]．爪部ボーエン病は足趾にも生じるが，足趾例は非常に稀である[9](図 3, 4)．足趾爪の場合は爪白癬との鑑別も難しく(あるいは両疾患が合併している可能性)，報告されていない例もあるのかもしれない．私も足趾の軽微な爪甲線条からボーエン病と診断した経験がある．

爪部ボーエン病はメラノーマとの鑑別も重要であり，爪甲表面擦過物による HPV 検出ができないかと考えていた．赤坂虎の門クリニックと共同で手指爪部ボーエン病の表面をブラッシングした検体を用いて PCR を行った．細菌培養に使用する

細い綿棒で角化部を擦過し保存した検体で粘膜型ハイリスクHPV58型を検出した．同時に行ったパラフィンブロックからの解析でも同じHPV58型が検出された．これは，粘膜型ハイリスクHPVが病変形成に関わると同時に，爪表面から排出されていることを示しており，粘膜型ハイリスクHPVの個体内，個体間の感染ルートを考えるうえでも重要な結果であると思う[10]．前述したように爪部ボーエン病の約半数からHPVが検出されることから，非侵襲的な表面擦過によるHPV検出はダーモスコピーなどと組み合わせて診断の補助となる可能性がある．

足底，趾間のボーエン病

爪部以外のボーエン病では足底[11]や足趾間[12]に生じたという報告もある．爪部ボーエン病と同様に，性感染症を疑わせるような患者背景があるかは気になる．粘膜型ハイリスクHPVが皮膚で病変を形成するのは基本的に珍しく，前述の趾間のHPV7型（粘膜皮膚型）と同様，浸軟した状態など，皮膚において粘膜型ハイリスクHPV感染が成立する条件が揃った可能性が考えられる．機会があればこのような症例も解析したいと考えている．

終わりに

足底は外圧がかかることから特にウイルス性疣贅と鶏眼，胼胝の鑑別が難しい．確定診断には生検が必要となるが，ダーモスコピーの観察に加え，簡便なHPV検査（ウイルス性疣贅として妥当なタイプが検出されるか）も補助診断として有用である．ダーモスコピーと同様に，治癒判定でも参考になる．現在筆者の研究室では学内部署や企業と連携し，これらの開発に取り組んでいる．足底疣贅はありふれた疾患であるが難治症例も多く，新規薬剤などのブレイクスルーを期待したい．また，足に粘膜型ハイリスクHPVによるボーエン病が出現することもあり，症例を集積し研究を進めていきたい．

文　献

1) Sasagawa T, et al：Novel polymerase chain reaction method for detecting cutaneous human papillomavirus DNA. *J Med Virol*, **84**：138-44. 2012.

2) 渡辺大輔ほか：尋常性疣贅診療ガイドライン2019（第1版）．日皮会誌, **129**：1265-1292, 2019.

3) Sterling JC, et al：British Association of Dermatologists' guidelines for the management of cutaneous warts 2014. *Br J Dermatol*, **171**：696-712, 2014.

4) Bruggink SC, et al：HPV type in plantar warts influences natural course and treatment response：secondary analysis of a randomised controlled trial. *J Clin Virol*, **57**：227-232, 2013.

5) 江川清文編著：疣贅（いぼ）のみかた，治療のしかた．学研メディカル秀潤社，2017.

6) Sun C, et al：Association of human papillomavirus 7 with warts in toe webs. *Br J Dermatol*, **162**：579-586, 2010.

7) Kuriyama Y, et al：Skin surface material for detecting human papillomavirus infection of skin warts. *J Dermatol*, **50**(11)：1450-1458, 2023.

8) Shimizu A, et al：Nail Squamous Cell Carcinoma：A Hidden High-risk HPV Reservoir for Sexually Transmitted Infections. *J Am Acad Dermatol*, **81**：1358-1370, 2019.

9) Shimizu A, et al：Detection of human papillomavirus type 56 in Bowen's disease involving the nail matrix. *Br J Dermatol*, **158**(6)：1273-1279. 2008.

10) Ochiai S, Anzawa A, Yamaguchi R, Takamiya Y, Ono H, Ohara K, Shimizu A：Surface material analysis for human papillomavirus(HPV)detection in nail Bowen's disease caused by HPV type 58. *J Dermatol*.(in press)

11) Murao K, et al：Bowen's disease on the sole：p16INK4a overexpression associated with human papillomavirus type 16. *Br J Dermatol*, **152**(1)：170-173, 2005.

12) Goshima J, et al：Detection of human papillomavirus type 16 in Bowen's disease of the web-space of the foot. *Acta Derm Venereol*, **85**(2)：188-189, 2005.

◆特集/あしの病気 私はこうしている
あしに生じる皮膚腫瘍

藤本徳毅*

Key words：メラノーマ(malignant melanoma)，爪下外骨腫(subungual exostosis)，指趾粘液嚢腫(digital mucous cyst)，ダーモスコピー(dermoscopy)

Abstract あしの病気を診るのであれば，あしに生じる皮膚腫瘍は避けては通れない．たとえ手術をしないという皮膚科医であっても，診断をして治療方針を決めることを求められる．多くの種類の皮膚腫瘍があしにはみられるが，あしの解剖学的な特徴や荷重部位であるという部位的な特性も反映して，特に足底や爪部には他部位ではあまりみられない皮膚腫瘍も生じる．肉眼とダーモスコピーによる視診，触診，画像検査を組み合わせて診断に近づき，切除すべきかすべきでないか，保存的治療か外科的切除のどちらを選ぶべきか，などを決定していく必要がある．本稿では，足底と爪部に分けてそれぞれの部位でみられる皮膚腫瘍について解説する．

はじめに

あしに生じる皮膚腫瘍には多くの疾患が含まれる．あしには足背，足底，足趾などがあるが，特に足底と爪部にみられる腫瘍はあしに特徴的である．そのため，本稿では足底と爪部に分けて，それぞれの部位で比較的頻度の高い腫瘍について解説する．ガングリオンや足底腱膜炎については，他稿で扱う．

足底に生じる疾患

1．色素細胞母斑とメラノーマ

足底の腫瘍性病変といえば，まず思いつくのがメラノーマであろう．2014年度に報告された日本皮膚悪性腫瘍学会の予後調査委員会による統計では，本邦のメラノーマのうち42%が末端黒子型を占めるとされている[1]．そのため，足底の色素斑が色素細胞母斑かメラノーマかを鑑別することは，皮膚科医にとって非常に重要な責務である．病理組織学的評価が確定診断のためには最終的に必要となることも多いが，まずは肉眼所見やダーモスコピー像を参考に診断をすすめることになる．

足底の色素斑のダーモスコピー像を評価するうえで，部位によるダーモスコピー像の違いを知っておく必要がある．ヒトの皮膚は生毛部と非生毛部に大別されるが，生毛部と非生毛部では，解剖学的な差異を反映して色素細胞母斑のダーモスコピー像も異なる．生毛部では皮膚紋理が多角形で，皮膚紋理の凹凸とは関係なく表皮突起が概ね等間隔で網目状構造をとっている．そのため，生毛部の色素細胞母斑のダーモスコピー像は網目状となる．一方，足底では皮丘(ridge)および皮溝(furrow)の直下に生毛部に比べると高い(深い)表皮突起があり，この表皮突起が表皮と真皮を強固に固定する役割を果たしている．足底では皮膚紋理が平行線であるため，表皮突起も皮膚紋理に一致して線状に配列している．掌蹠ではこの皮膚紋理に一致した表皮突起(縦行突起)に加えて，縦行突起に直行する横行突起も存在する．この横行突起は足底の部位により幅や高さが異なっており，円蓋部(いわゆる土踏まず部)では低く幅が広い[2)3]．

* Noriki FUJIMOTO，〒520-2192 大津市瀬田月輪町　滋賀医科大学医学部皮膚科学講座，教授

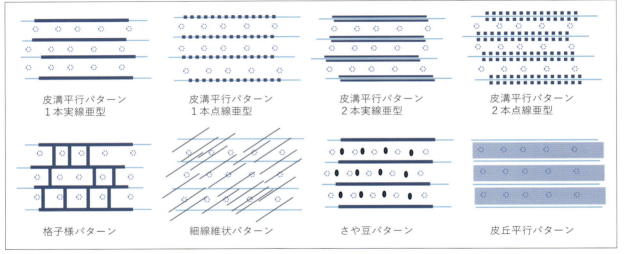

図 1. 足底メラノサイト病変の代表的なダーモスコピー像

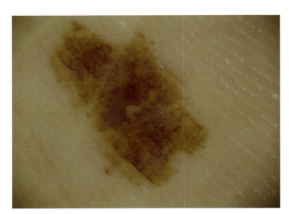

図 2. 足底メラノーマのダーモスコピー像

　足底の色素細胞母斑のダーモスコピー像は，主に3種類のパターンをとり，それぞれ部位により違うことが知られている[4]．すなわち，荷重部では皮溝平行パターン(parallel furrow pattern)もしくは細線維状パターン(fibrillar patten)をとり，円蓋部では格子様パターン(lattice-like pattern)が多くみられ，足縁部では皮丘網状パターン(crista reticulated pattern)がみられることが多いといわれている．足底の色素細胞母斑のダーモスコピー像は，生毛部と非生毛部の違い，部位による表皮突起の配列の違い，荷重の有無，などによりこのような差が生じると考えられる．
　詳細な機序はいまだに不明ではあるものの，色素細胞母斑では皮溝直下の表皮突起内で母斑細胞が増加している．この皮溝直下の母斑細胞が産生して角層へ排出されたメラニンが，ダーモスコピーでは皮溝平行パターンと呼ばれる皮溝に沿った色素沈着として認められる．皮溝平行パターンには，1本実線，1本点線，2本実線，2本点線の4つの亜型が知られている(図1)[3]．踵などの荷重部では，荷重などの影響で表皮が傾斜している場合がある．そのような場合は，表皮突起内の母斑細胞が産生したメラニンが傾斜した表皮内を上行するため，ダーモスコピーでは細線維状パターンと呼ばれる皮溝に対して傾斜した線状として観察される[3]．円蓋部では，皮溝に平行な色素沈着と皮丘に直行する短い色素沈着により格子様パターンもみられる．これら皮溝平行パターン，細線維状パターン，格子様パターンが足底の3大良性パターンであるが，比較的稀な良性パターンとしては，小児や先天性色素細胞母斑でよくみられる，さや豆パターン(peas-in-a-pod pattern)がある(図1)[3]．これは，皮丘直下の表皮突起でも母斑細胞の増加がみられ，それらが多くの場合に胞巣を形成しているために皮丘に点状に色素沈着として認められ，皮溝に平行な色素沈着と合わせてこのようなパターンを形成するものである．
　一方，足底のメラノーマの早期病変では，皮丘平行パターン(parallel ridge pattern)と呼ばれる，皮丘部の色素沈着がみられる(図2)．これは，汗腺分泌部に存在するメラノーマ幹細胞が，汗管

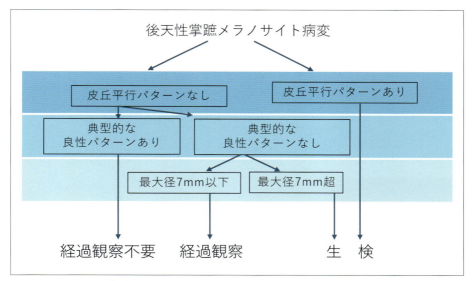

図 3. 掌蹠のメラノサイト病変に対する3ステップアルゴリズム

を経由して表皮へと遊走するためと考えられている[5]．加えて，表皮内汗管は皮丘部にあること，メラノーマ細胞は母斑細胞とは異なり表皮内で個別増殖することにより，メラノーマでは皮丘部の広い範囲で帯状の色素沈着が生じ，ダーモスコピーでは皮丘平行パターンとして観察される[3]．

これらを踏まえて，実際に掌蹠のメラノサイト病変を診断する際にどうすればよいかに関しては，3ステップアルゴリズムが提唱されている．これは，ダーモスコピー像のパターンと病変の大きさによって，掌蹠にある後天性の皮膚メラノサイト病変の取り扱いを決めるアルゴリズムである（図3）[6]．このアルゴリズムでは，まずは皮丘平行パターンの有無を確認する．皮丘平行パターンがあれば生検し，皮丘平行パターンがなくても典型的な良性パターン（皮溝平行パターン，細線維状パターン，格子様パターン）がなければ最大径が7 mm 超であれば生検する．典型的な良性パターンのみであれば経過観察も不要であるが，典型的な良性パターンがなく最大径が7 mm 以下であれば，すぐに生検をしなくても経過観察は必要である．このアルゴリズムを用いる際は，メラノーマであっても部分的に良性パターンがみられることがあるということに注意が必要である．

この3ステップアルゴリズムは有用ではあるが，実臨床において掌蹠のメラノサイト病変が，皮丘平行パターンも典型的な良性パターンを示さないことにしばしば遭遇する．そのような際は，BRAAFF チェックリスト（表1）を使ってもよい[7]．このチェックリストは，不規則斑状色素沈着，皮丘平行パターン，構造や色の非対称性，皮溝平行パターン，細線維状パターンの6項目に対して，所見があれば−1から+3までのポイントを付して合計が1点以上の病変ではメラノーマを疑う，というものであり，感度は93.1%で特異度は86.7%であると報告されている．

メラノーマ治療の第1選択は外科的切除になる．側方マージンについては，in situ 病変では3～5 mm，tumor thickness（TT）≦1.0 mm では1 cm，TT 1.01～2 mm では1～2 cm，TT 2.01 mm 以上では2 cm が，本邦の皮膚悪性腫瘍ガイドライン第3版では勧められている[8]．しかし，このガイドラインは，本邦で頻度が高い acral lentiginous melanoma（ALM）が除外された RCT のデータに基づいていることに注意する必要がある．ALM では，病的意義に関して未だによくわかっていないものの，遺伝子異常のあるメラノサイト（field cells）が，腫瘍から離れた正常皮膚にも存在することが知られている[9]．そのため，ガイドラインに記載されている側方切除マージンは，ALM に対しては目安としてとらえるべきである[10]．しかし，足底には荷重部があり，原発巣の部位や切

表 1. BRAAFF チェックリスト

頭文字	基 準	ポイント
B	Irregular **B**lotch／不規則斑状色素沈着	+1
R	Parallel **R**idge Pattern／皮丘平行パターン	+3
A	**A**symmetry of structures／構造の非対称	+1
A	**A**symmetry of colors／色の非対称	+1
F	Parallel **F**urrow Pattern／皮溝平行パターン	−1
F	**F**ibrillar Pattern／細線維状パターン	−1

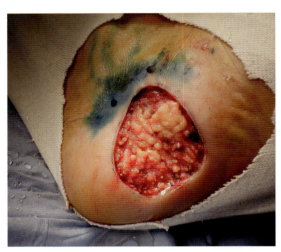

図 4.
踵部のメラノーマを heel pad を残して切除.

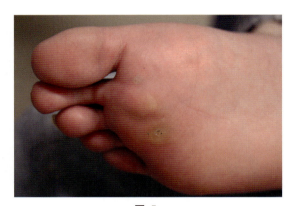

図 5.
第 2 趾基部に皮下腫瘤を認め, 周囲に尋常性疣贅と思われる病変が多発.

除範囲によっては術後に機能的な障害をきたす可能性があるため, この field cells からの再発を恐れて過剰に広範囲の切除をすることは控えるべきである.

　側方マージンに比べて深部マージンに関してはガイドラインでも明確な記載はない. 足底部の皮膚は, 荷重や摩擦に耐えるために特殊な構造をしている. 表皮角質層や脂肪組織は厚く, 脂肪組織は荷重に対するクッションとなるだけでなく, 脂肪を間に入れた線維中隔といわれる線維性の隔壁で足底腱膜と格子状に強く結合し, 歩行によるズレを防いでいる[11]. そのため, 荷重部の脂肪組織を深部まで切除した際は, 単なる植皮での再建では歩行に支障をきたすことがある. 踵部であれば, heel pad を残せば植皮による再建ができる(図4)が, 施設によっては, ある程度 TT が厚ければ脂肪織深層を含めての切除を行い, 内側足底動脈皮弁などで再建してきたと思われる. しかし, 最近の本邦からの後ろ向きの研究では, 足底のメラノーマに対して脂肪織内で切除した群と脂肪織を越えて深部まで切除した群では予後に差はなかった[12]. そのため, 脂肪織内で根治切除可能な病変に対しては, 脂肪織内での切除でも問題なさそうである. 荷重部メラノーマの切除後の再建においては, 土踏まず部などの足底非荷重部の皮膚を全層植皮し, 土踏まず部の欠損には鼠径部などの皮膚を移植するのがよいとされてきた[11]. しかし実際は, 鼠径部から全層植皮をしたり土踏まず部から分層植皮をしても機能的に大きな遜色はない.

2. 表皮嚢腫(図5)

　表皮嚢腫は毛包漏斗部由来と考えられているが, 非生毛部である足底に生じることもある. 足底の表皮嚢腫は, 10 歳代もしくは 20 歳代の女性の利き足に好発するとされており, 歩行時に痛みのある 1〜2 cm 程度の皮下腫瘤としてみられる. 足底線維腫とは違い, 触診で下床との可動性があ

る．母趾腹，母趾球，小趾球，踵部などの荷重部位に発生することが多く，土踏まずなどの非荷重部には発生しないといわれている[13]．毛包のない足底での表皮嚢腫の発生機序は，外傷などによる表皮の真皮内迷入であると推論されている．このうち，外傷により生じた表皮嚢腫は，traumatic epithelial cyst と呼称されている[14]．また，外傷以外に表皮が真皮内に迷入する機転としては，human papillomavirus(HPV)感染が挙げられており，cystic papilloma とも呼称されている[15]．外傷による表皮嚢腫には病理組織学的な特徴はないが，HPV 感染によるものでは嚢腫壁に HPV 感染を示唆するウイルス封入体などの所見がみられる．治療に関しては外科的切除であるが，他疾患鑑別のために，術前に超音波検査や MRI 検査を施行する．切除法は通常の表皮嚢腫に対するものと同じであるが，足底の表皮嚢腫に対するくり抜き法は，顔面などの表皮嚢腫に対してよりも簡便で嚢腫壁を完全に摘出できることが多いために有用である，という報告もある[16]．

3．足底線維腫(palmar fibroma)(図6)

足底線維腫(足底腱膜線維腫)は，中年男性の土踏まず部に好発する，比較的硬い皮下結節である．表皮嚢腫とは違い下床と癒着している．足底に生じたものは Ledderhose 病，手掌に生じたものは Dupuytren 拘縮とも呼称される．初期の小型の病変は自覚症状がないが，増大してくると荷重時に疼痛を生じるようになってくる．足底腱膜炎，足根管症候群，踵骨疲労骨折，滑膜肉腫などが鑑別に挙がる．超音波検査では足底腱膜に接した低エコー領域がみられ，血流シグナルを伴うこともある．MRI では足底腱膜と連続した腫瘍性病変がみられ，T1 強調像，T2 強調像でともに低～高信号と広い範囲の変化を認める．治療に関しては，切除しても一定の割合で再発するため，まずは保存的治療を行う．保存的治療としては，病変部を免荷するようなインソールの使用や，副腎皮質ステロイド剤の局注などが行われる．それでも疼痛が強い場合は外科的切除を行ってもよいが，

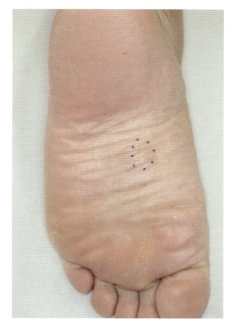

図 6．可動性のない足底の皮下腫瘤
（点線でマーキング）

その際は病変部の部分切除や足底腱膜の亜全摘などを行う[17]．

爪部に生じる疾患

1．爪部のメラノーマ(図7)

爪甲色素線条は爪の腫瘍性病変で最多のものであり，日常診療においてもしばしば遭遇しメラノーマとの鑑別が問題となる．確定診断には，最終的に全切除生検をして病理組織学的な検討が必要ではあるが，切除後の整容的な問題や足趾では歩行時の疼痛など QOL の低下などの問題があり，全例に病理組織学的な検討をすることは難しい．臨床症状，ダーモスコピー所見，経過を総合的に判断して，組織学的検討を行うかを決めることになる．しかし，初期の爪部メラノーマは臨床的に爪甲色素線条と同様の特徴を有しており，鑑別が困難なことも多い[18]．爪甲色素線条は直線で色むらがないが，メラノーマは進行するにつれて幅が太くなり色調が濃くなったり，色むらがはっきりするようになる．さらに進行すると，ハッチンソン徴候と呼ばれる爪を超えて後爪郭や側爪郭など

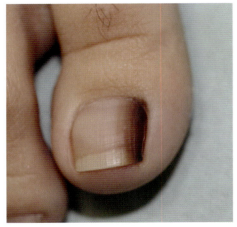

図 7. 爪部に生じたメラノーマ

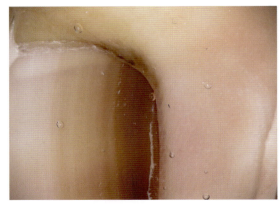

図 8. 爪部メラノーマにみられたハッチンソン徴候

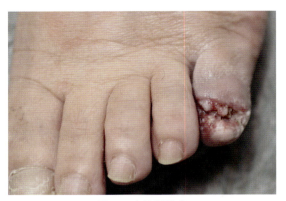

図 9. 有棘細胞癌
第 5 趾の皮膚潰瘍

の周囲皮膚に拡大した色素病変がみられるようになる(図8).ハッチンソン徴候は,以前はメラノーマに特徴的な所見とされていたが,Laugier-Hunziker 症候群や Peutz-Jeghers 症候群に伴う色素線条,ある種の薬剤に伴う色素線条でもハッチンソン徴候を認めることが知られており,これを偽ハッチンソン徴候と呼ぶ[19].外科的切除の際は,爪床から末節骨までの距離が短いため深部マージンが問題となる.爪部メラノーマは診断時には in situ ではなく浸潤性であることが多いこともあり,爪部メラノーマに対して以前は指趾切断術が第1選択の治療法として行われていた[20].しかし,まだ十分なエビデンスがあるとはいえないものの,浸潤性の爪部メラノーマに対しても指趾切断術を行わず,末節骨直上で腫瘍を切除する指趾骨温存術を行ってもよいとする報告がある[21].その

際は,骨の上に直接植皮をしても十分に生着する.

2. 有棘細胞癌(図9)

爪部の有棘細胞癌は男性に好発する.手指では発症部位に大きな偏りがないが,足趾ではほとんどが第1趾と第5趾に発症しており,慢性的に機械的刺激の加わる部位に生じやすいと考えられる[22].発症の要因としては外傷,放射線照射,HPV感染などが挙げられる[23].臨床症状としては,爪の変形や角質増殖,発赤・腫脹,びらん,潰瘍,結節などである.結節を形成すれば有棘細胞癌を疑うことは比較的容易であるが,それ以外の症状であることも多いため,有棘細胞癌を見逃さないように注意が必要である.鑑別診断としては真菌症,尋常性疣贅,爪囲炎,化膿性肉芽腫などである.疣贅や潰瘍として一般的な治療を行っていても難治である場合や再燃を繰り返す場合は,有棘細胞癌を疑って組織検査を行うことを検討すべきである[18].しかし,1度の皮膚生検では診断がつかないこともあり,難治であれば組織検査を繰り返し施行することも必要である.

3. 化膿性肉芽腫(図10)

化膿性肉芽腫(血管拡張性肉芽腫)は,易出血性の赤色肉芽組織からなる急速に進展する良性の血管系腫瘍である.陥入爪に伴ったものや,抗EGFR阻害薬などの副作用としてみられるものが多い.治療としては液体窒素凍結療法,副腎皮質ステロイド剤の外用,爪の陥入を避けるための

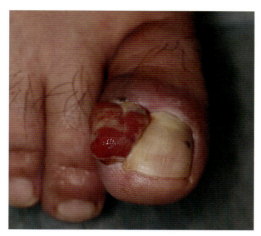

図 10. 化膿性肉芽腫
第1趾側爪郭部の紅色結節

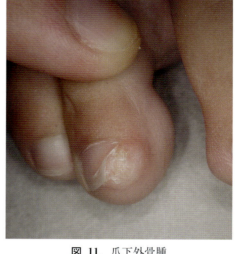

図 11. 爪下外骨腫
第3趾側爪郭部の爪変形を伴う硬い結節

テーピング固定などを行うが，それらの治療で難治である場合や出血のコントロールが困難である場合は外科的切除も考慮する[18]．

4．爪下外骨腫（骨軟骨腫）（図11）

爪下外骨腫は，末節骨の爪甲下に生じる比較的稀な良性の骨軟部腫瘍である．若年者の足趾，特に第1趾に好発する．病因は，反応性増殖説と腫瘍説があるが未だに不明である．外的刺激を受けやすい部位に好発することから反応性増殖であるとする説がある一方，t(X;6)(q22;q13-14)の遺伝子転座がみられることから腫瘍であるという意見もある[23]．臨床的には爪甲下から爪周囲にみられる角化した広基性結節であり，しばしば爪の変形を伴う．自覚症状のないことも多いが，圧迫により疼痛を伴うこともある．角化した結節としてみられることが多いため，疣贅や胼胝と誤診しないように注意が必要である．単純X線で骨皮質と連続した陰影がみられれば診断は比較的容易であるが，軟骨成分が多い場合には単純X線では病変がはっきりしないこともある[24]．病理組織像の特徴は，周囲の紡錘形細胞による結合組織から軟骨を介して骨組織へ移行する像であるが，軟骨成分を介さずに骨組織に移行するものもある．治療は外科的切除であるが，不完全な切除ではしばしば再発する．手術時の注意点としては，腫瘍の基部や腫瘍上の軟骨成分を取り残さないようにすることである．狭い視野で腫瘍を切除しようとすると腫瘍の基部を取り残すため，末節骨の遠位端から生じた場合を除き，爪床や場合によっては爪母の一部も挙上して腫瘍の近位端まで視野を確保し，腫瘍の基部を十分に切除することが必要である．また，腫瘍上の皮膚を皮弁状に残す場合は，軟骨成分がメスで容易に切れてしまうため，皮弁内に軟骨成分を残さないように注意が必要である[25]．

5．指趾粘液嚢腫（図12）

指趾粘液嚢腫は，指趾のDIP関節背側部から後爪郭部に皮下腫瘤から結節としてみられる嚢腫である．爪母付近に生じた際はしばしば爪甲の変形を伴う．穿刺するとゼリー状の内容物が排出されることが多い．後爪郭部に生じた場合やヘバーデン結節に伴う場合は関節との交通はないとされるが，関節付近に生じた場合は関節腔と交通していることもあり，その際はガングリオンと診断すべきかもしれない[24]．関節腔と交通がある場合は，治療の際に関節の感染を起こさないように注意を要する．病因は諸説あり，線維芽細胞からの粘液産生説，滑膜ヘルニア説，関節液流出説などがある．関節液流出説は，DIP関節の関節症性変化から関節包の摩擦や穿孔が生じ，関節炎による滑液産生増加も伴い，関節包の損傷部位から滑液が漏出して付近の皮膚・軟部組織内に貯留するというものである[26]．自覚症状のない場合は経過観察で

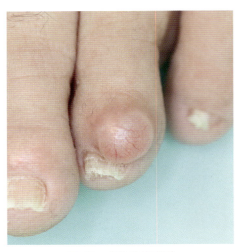

図 12. 指趾粘液囊腫
第 4 趾後爪郭部の囊腫

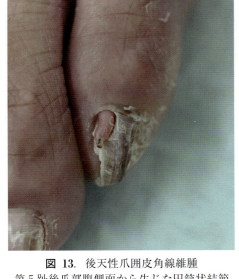

図 13. 後天性爪囲皮角線維腫
第 5 趾後爪郭腹側面から生じた円筒状結節

よいが，疼痛を伴う場合や爪の変形を伴う場合は治療を試みてもよい．副腎皮質ステロイドやミノサイクリンの局注，液体窒素凍結療法，電気焼灼，テープによる圧迫固定，外科的切除などがある[24]．穿刺するのみでは再発することが多いが，穿刺後に DIP 関節をテープで固定して関節の可動域制限をすることで再発を防げる，という報告もある[26]．

6. 後天性爪囲皮角線維腫（acquired periungual fibrokeratoma）（図 13）

後天性爪囲皮角線維腫は，爪部や爪囲に生じる正常皮膚色の弾性硬でドーム状あるいは円筒状に隆起した結節である．後爪郭に生じると爪の変形を生じる．結節性硬化症で爪周囲に生じた際は Koenen 腫瘍と呼称される．病理組織学的には，角質増生，表皮肥厚，真皮に垂直な太い膠原線維束の形成，表皮近傍真皮での毛細血管の拡張・増生がみられる．外傷や慢性的な刺激が発症要因として指摘されているが，外傷の既往を有する頻度は高くないという報告もあり，病因は不明である[27]．臨床的には，爪との位置関係から 5 型に分類される[28]．まずは，爪甲の変形を伴う Type Ⅰ と，爪囲に生じて爪甲の変形を伴わない Type Ⅱ に大別される．Type Ⅰ はさらに，後爪郭腹側面から生じる Ⅰp 型，爪母下の真皮から生じる Ⅰm 型，爪床の真皮から生じる Ⅰb 型に分けられる．Type Ⅱ は，後爪郭背側面から生じる Ⅱp 型と側爪郭に生じる Ⅱl 型に分けられる．Ⅰm 型や Ⅰb 型では爪甲下から生じているため，Ⅰp 型とは手術の方法も異なる[25]．そのため，外科的切除をする際は，術前にどの Type になるのかを確認しておく必要がある．

文 献

1) 藤澤康弘ほか：悪性黒色腫全国統計調査：2005-2013 年度の集計結果．日皮会誌，**29**：189-194, 2014.
2) 長島陽子：掌蹠の母斑．*MB Derma*, **181**：54-59, 2011.
3) 皆川 茜：掌蹠の母斑と AML の鑑別．日皮会誌，**133**：1835-1838, 2023.
4) Nagashima Y, et al：Relationship between the three-dimensional structure of the human plantar epidermis and the dermoscopic patterns seen in melanocytic nevi. *Dermatology*, **222**：67-73, 2011.
5) Eshiba S, et al：Stem cell spreading dynamics intrinsically differentiate acral melanomas from nevi. *Cell Rep*, **36**：109492, 2021.
6) Koga H, et al：Revised 3-step dermoscopic algorithm for the management of acral melanocytic lesions. *Arch Dermatol*, **147**：741-743, 2011.

7) Lallas A, et al：The BRAAFF checklist：a new dermoscopic algorithm for diagnosing acral melanoma. *Br J Dermatol*, **173**：1041-1049, 2015.

8) 中村泰大ほか：皮膚悪性腫瘍ガイドライン第3版. 日皮会誌, **129**：1759-1843, 2019.

9) North JP, et al：Distribution and significance of occult intraepidermal tumor cells surrounding primary melanoma. *J Invest Dermatol*, **128**：2024-2030, 2008.

10) 松下茂人：外科療法の実際. *MB Derma*, **298**：35-44, 2020.

11) 林　礼人：原発性メラノーマの手術後の再建的選択肢. 日本臨床, **79**：250-260, 2021.

12) Koizumi S, et al：2024 ASCO Annual Meeting, abstract 9852.

13) 大塚壽ほか：足底部表皮嚢腫の42例. 日形会誌, **15**：800-806, 1995.

14) 石川武子ほか：外傷性表皮嚢腫. 皮膚病診療, **26**：1505-1508, 2004.

15) 江川清文ほか：足底表皮様嚢腫とヒトパピローマウイルス. 日皮会誌, **97**：493-497, 1987.

16) 出光俊郎ほか：足底表皮嚢腫に対するくり抜き法. *Skin Surgery*, **23**：120-125, 2014.

17) 福士純一：足底の腫瘍の診かた. *MB Orthop*, **36**（3）：73-83, 2023.

18) 加藤裕史：爪と指尖の皮膚腫瘍. 日本フットケア・足病医学会誌, **3**：122-127, 2022.

19) Baran R：Hutchinson's sign：a reappraisal. *J Am Acad Dermatol*, **34**：87-90, 1996.

20) Gray RJ, et al：Diagnosis and treatment of malignant melanoma of the foot. *Foot Ankle Int*, **27**：696-705, 2006.

21) Nakamura Y, et al：Effects of non-amputative wide local excision on the local control and prognosis of in situ and invasive subungual melanoma. *J Dermatol*, **42**：861-866, 2015.

22) 福山國太郎ほか：爪下有棘細胞癌の2例　本邦151例の文献的検討. 皮膚臨床, **51**：817-820, 2009.

23) Chiheb S, et al：Subungual Exostosis：A Case Series of 48 Patients. *Skin Appendage Disord*, **7**：475-479, 2021.

24) 宇原　久：爪と爪周囲の良性腫瘍. *MB Derma*, **184**：9-14, 2011.

25) 田村敦志ほか：爪疾患の小手術. *MB Derma*, **288**：57-68, 2019.

26) 田村敦志ほか：爪疾患の診断へのアプローチと非手術的治療. *Skin Surgery*, **31**：3-12, 2022.

27) 長谷川敦子ほか. 皮膚後天性被角線維腫 Acquired fibrokeratoma の1例. 診断病理, **39**：262-265, 2022.

28) Yasuki Y：Acquired periungual fibrokeratoma--a proposal for classification of periungual fibrous lesions. *J Dermatol*, **12**：349-356, 1985.

足爪治療マスターBOOK

好評

編集	高山かおる	埼玉県済生会川口総合病院皮膚科 主任部長
	齋藤　昌孝	慶應義塾大学医学部皮膚科 専任講師
	山口　健一	爪と皮膚の診療所 形成外科・皮膚科 院長

2020年12月発行　B5判　オールカラー
232頁　定価 6,600円（本体 6,000円＋税）

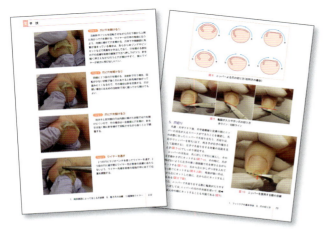

足爪の**解剖**から**診方**、**手技**、**治療に使用する器具**までを徹底的に解説！

種類の多い巻き爪・陥入爪治療の手技は、**巻き爪：8手技、陥入爪：7手技**を **Step by Step のコマ送り形式**で詳細に解説しました。

3名の編者が語り尽くした**足爪座談会**と、**「肥厚爪の削り方」の手技の解説動画**も収録！

初学者・熟練者問わず、医師、看護師、介護職、セラピスト、ネイリストなど、フットケアにかかわるすべての方に役立つ1冊です！

Ⅰ　イントロダクション　—爪治療にどう向き合うか—
Ⅱ　爪の解剖　—爪をすみずみまで理解する—
Ⅲ　爪の診方　—まず何を診るか—
Ⅳ　爪疾患の診方　—疾患を知って，診断をマスターする—
　1．局所原因によって生じる爪疾患の診方
　2．爪の炎症性疾患の診方
　3．爪部の腫瘍性病変の診方
Ⅴ　治療の基本編　—治療を始める前にマスターしたいこと—
　1．フットケアの基本手技
　　A．グラインダーの使い方／B．爪の切り方
　　C．肥厚爪の削り方／D．足トラブルを招かないための靴選び
　2．爪治療の麻酔法
　　A．趾神経ブロックによる爪部の局所麻酔
　　B．ウイングブロックによる爪部の局所麻酔
Ⅵ　治療の実践編　—さあ爪治療をマスターしよう！—
　1．局所原因によって生じる爪疾患
　　A．爪治療フローチャート
　　B．巻き爪の治療
　　　1）超弾性ワイヤー／2）3TO（VHO）巻き爪矯正法
　　　3）B/S® SPANGE／4）ペディグラス
　　　5）巻き爪マイスター®／6）Dr. Scholl 巻き爪用クリップ®
　　　7）巻き爪ロボ／8）PEDI+® Pt. Gel
　　C．陥入爪の治療
　　　1）アンカーテーピング法および window テーピング法
　　　2）肉芽埋没法／3）ガター法／4）コットンパッキング
　　　5）爪母温存爪甲側縁楔状切除術
　　　6）爪甲・爪母を温存した陥入爪手術（塩之谷法）
　　　7）NaOH 法（フェノール法）
　2．爪の炎症性疾患の治療
　3．爪周囲のいぼの治療
　4．爪部腫瘍性病変の手術療法
　5．爪に関連する手術・処置の保険上の注意
Ⅶ　わたしの治療セット
　1．パターン①／2．パターン②
　3．パターン③／4．パターン④
足爪座談会／索　引

COLUMN
1．爪甲鉤弯症という病気
2．注射が痛いのは針を刺す時だけではない
3．巻き爪に対する外科治療—アメリカにおける治療の考え方—
4．ワイヤー治療の失敗例
5．陥入爪・巻き爪の手術に伴うトラブル

 全日本病院出版会

〒113-0033　東京都文京区本郷 3-16-4　Tel:03-5689-5989
www.zenniti.com　　　　　　　　　　　　Fax:03-5689-8030

◆特集／あしの病気 私はこうしている
付属器疾患
あしの爪疾患

上田暢彦*

Key words：陥入爪(ingrown toenail)，巻き爪(pincer nail)，トラキオニキア(trachyonychia)，爪甲色素線条(longitudinal melanonychia)

Abstract 本稿では足の爪のcommon diseaseである陥入爪と巻き爪について述べるとともに臨床的にしばしば遭遇するトラキオニキアと爪甲色素線条についても触れる．陥入爪に対しては当院では初期治療として主にソフラチュール®を用いたコットンパッキング法を用いており初期の炎症軽減に有効であるが，一部の重症・難治例では爪母温存爪甲楔状切除術を実施している．治療適応のある巻き爪に対しては当院では超弾性ワイヤーによる爪矯正を実施することが多い．また維持・再発予防のために巻き爪補正プレートを用いることも有効である．トラキオニキアはtwenty-nail dystrophyとも呼ばれる複数の爪表面が荒く粗糙となる病変であるが小児では長期的には無治療で改善することも多く，当院では経過観察とすることが多い．爪甲色素線条は爪部悪性黒色腫との鑑別のため成人では慎重な鑑別が必要であるが小児では悪性化のリスクが低くwait & seeとすることが一般的である．

陥入爪

1．陥入爪の病態・原因(図1)

陥入爪は，爪甲の側縁が側爪郭に食い込むことで発症する．足の場合は母趾に起こることが多い．爪甲が局所的に皮膚に圧力を加え，局所的な炎症が生じる．疼痛を伴った側爪郭の腫脹がみられる．食い込んだ部分の皮膚はほぼ破綻してびらん・潰瘍となり滲出液や出血がみられ，進行すると易出血性の肉芽を形成する．さらに炎症が長引くと側爪郭組織の線維化を伴ってくるようになる．細菌感染を合併することもある．

主な原因としては，深爪のような不適切な爪切り，窮屈な靴の着用，さらには外力が繰り返し加わることである．そのなかでも原因として最も多いのは，爪を切りすぎたり，爪切り時に爪棘が形成されてしまったりする(図2)ことで，爪甲の側縁が皮膚に食い込みやすくなる．また，意図せず

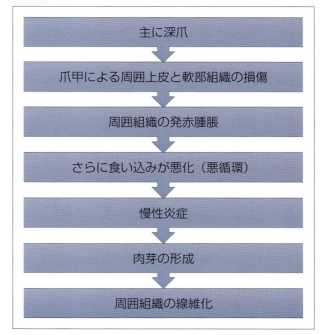

図1．陥入爪の病態

---

* Nobuhiko UEDA，〒252-1107 綾瀬市深谷中1-16-35 HANDS＋2F うえだ皮ふ科，院長

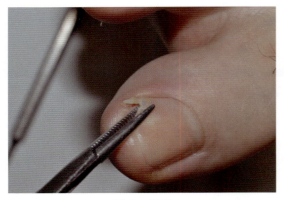

図 2. 爪棘

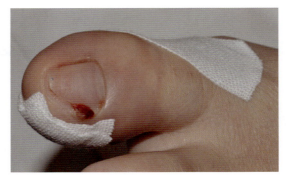

図 3. アンカーテーピング法

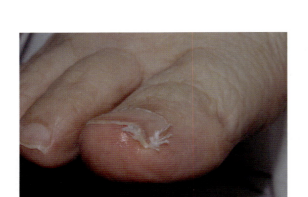

図 4. コットンパッキング法（ソフラチュール®）

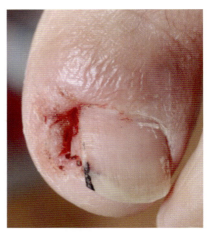

図 5. 爪母温存爪甲楔状切除術後

爪が割れたり欠けたりした場合も，爪の一部が皮膚に刺さり，炎症や感染症を引き起こすことがある．若年者では，スポーツや日常の活動に伴う外的な繰り返す刺激が原因で，爪甲が割れて爪棘が形成されることもある．一方，高齢者では，爪が厚く硬くなることや技術的な問題で爪切りが難しくなり，結果として陥入爪のリスクが高まる．

2．陥入爪の治療法

以上の病態に基づくと，治療としては爪甲と周囲組織の接触を避ければよいことになり，それについては，① 周囲組織を引っ張って爪甲から離す，② 爪甲と周囲組織の間に何かを挟む，③ 爪甲を除去するか変形させる，というように治療のターゲットによって3つの方法が考えられる．

① 周囲組織を爪甲から離す方法

・アンカーテーピング法（図3）：粘着性，伸縮性のあるテープを用いて周囲組織を爪甲から離すように引っ張る方法であり，患者自身でも実施可能という点でよい方法だが，腫れが強いときはテープによる圧迫疼痛があるので軽症症例あるいは予防法として有効と考える．

② 爪甲と周囲組織の間に何かを挟む方法

・ガター法：樹脂製のガターチューブを爪甲側縁に装着する方法で，局所あるいはブロック麻酔が必要である．大きい肉芽があったり，爪甲が短くても施術可能だが，固定をしっかりしないと外れやすく，また，爪甲が肉芽に挟まれて浸軟している場合には固定の面で不向きである．

・コットンパッキング法：コットンを爪甲の下に詰める方法であるが，ここではコットンを爪甲と側爪郭の間に挟み込む方法とする．当院ではコットンのかわりにソフラチュール®を用いている（図4）が，厚紙など他の材質を用いる工夫もある．麻酔は基本的に不要であり処置が比較的簡単

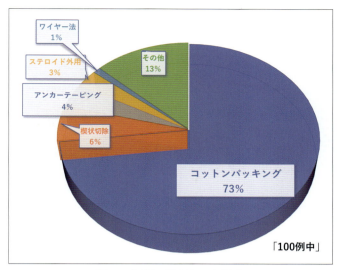

図 6. 初期に選択された治療

だが，深爪が深かったり，肉芽が大きい場合には挿入が難しい．

③爪甲を除去するか変形させて周囲組織から離す方法

・爪母温存爪甲楔状切除術：爪母にかからない程度に爪甲を切除する（図5）．局所あるいはブロック麻酔が必要である．炎症を速やかに改善するためには確実な方法である．術後，爪の側縁に段差ができると再発のきっかけとなるので正常爪に復するまで丁寧な術後フォローが必要となる．

ほかにフェノールなどの化学薬品で爪母を化学的に処理する方法や炭酸ガスレーザーなどを用いて爪甲を変形させ持ち上げる方法がある．以上に挙げたように多種の方法があるが，治療法の選択については症例ごとに適切な方法を選ぶことになる．慢性炎症の結果，肉芽が大きく周囲の線維化が強い症例では，①②の方法では困難な場合もあり，そういった進行例で最も効果的なのは爪母温存爪甲楔状切除術と考える．しかし炎症初期の状態では，②の爪甲と周囲組織の間に何かを挟む方法が処置の簡便さの割に炎症の鎮静化に有効であることから，当院では初期治療としてはコットンパッキング法を実施することが多い．

3．当院症例での検討

コットンパッキング法の治療効果を検証するため，当院において2023年に陥入爪の診断となった症例から早い順に100例を抽出して検討した．10～91歳までで平均39.8歳だった．陥入爪の初期対応として，初診時とその次の診療までに実施した治療法を数えたところ，当院ではコットンパッキングが73%（73例）を占めた（図6）．その73例中，有効と判断したのは51例（70%）だった（1回ないし数回の治療中に疼痛が改善したり，腫脹・紅斑が減じた症例を有効とした）（図7）．

次に，コットンパッキングを何回繰り返したら改善して処置終了となるのかを調べた．有効例51例中39例（76%）が2回までのコットンパッキング治療で改善した．平均をとると2.1回だった．コットンパッキングが無効だった12例について，その次に選択された治療を調べたところ，最も多かったのは爪母温存爪甲楔状切除術だった（図8）．コットンパッキングを初期治療として実施したものの，無効と判断して中止するまでの回数は1回と2回で83%を占め，平均は1.8回だった．

以上より，陥入爪の初期の状態に対してコットンパッキング法は有効な方法と考える．

しかし，慢性炎症期の肉芽が大きい時期では爪母温存爪甲楔状切除術でないと治療が困難なケースも存在した．

4．陥入爪の予防と再発防止

陥入爪の予防には，深爪の症例が多い以上，爪甲を深く切りすぎず側縁を適度に残す正しい爪切

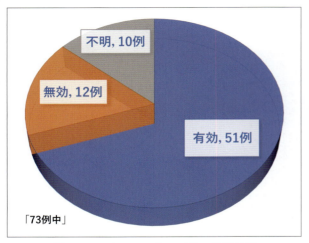

図 7. コットンパッキング法の治療効果

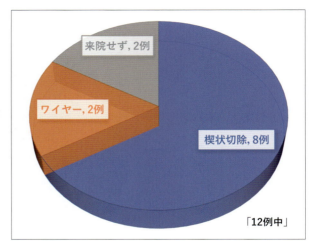

図 8. コットンパッキング無効時の次の治療

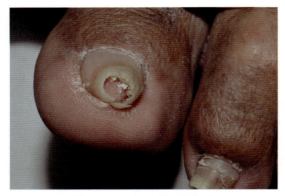

図 9. Trumpet 型の巻き爪

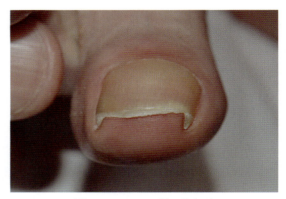

図 10. Plicated 型の巻き爪

りを続けていただくことが重要である．また，適切な靴，フットウェアの選択も予防において重要な要素であり，足に過度の圧力がかからないようにすることが，陥入爪の発症を防ぐために必要である．患者教育を通じて，正しいフットケアの方法を指導し，再発を防ぐことが求められる．

巻き爪

1．巻き爪の臨床，定義

巻き爪（過彎曲爪）は，爪甲の片側または両側縁が内側へ彎曲した状態を指す．ときには爪床に食い込むことによって疼痛や炎症を引き起こす．特に足趾に多く見られる．彎曲の程度を数値化して厳密に巻き爪を定義することは難しい．なぜなら，彎曲した爪甲の形態が trumpet 型（図 9），tile 型，plicated 型（図 10），混合型など様々であり，三次元的な形態を二次元的な数値を用いて定義づけすることが困難という事情がある．また，巻き爪の特徴として円形に近いほど強く爪甲が彎曲していても疼痛を伴わない場合がある一方，彎曲が軽度でも爪囲炎を伴う場合があるなど彎曲の程度と疼痛・炎症が単純に相関しないということがある．これは爪甲によって挟まれた組織の変形が「ゆっくり」としている場合，過角化や組織の柔軟性によって組織内圧の上昇や上皮の破綻から逃れられるよう適応していることを意味しており興味深い．

2．巻き爪の形成要因

巻き爪の形成要因の解析は困難であり，現在のところその経過と形態からの推測が中心となる．もともと爪甲は自然と彎曲する傾向があり，それに抗する上向きの力とのバランスによって変形するという仮説がある[1]．実際のところ爪甲にはよ

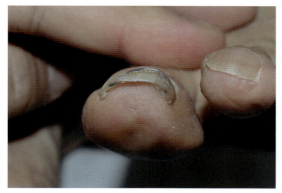

図 11. 超弾性ワイヤー法

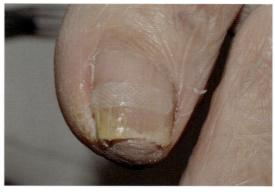

図 12. B/S スパンゲ法

り複雑な方向性の力が反復して加わっていることは間違いなく，その力学的バランスに影響する以下のようなメカニズムが考えられ，一部検証されている．

① **外力の影響**：先端が狭い履き物や窮屈な靴下は爪甲に側方から圧力をかけ，爪甲の彎曲を引き起こす．前足部に過重がかかるような状態が長期化することは巻き爪の原因の1つと思われる．

② **足趾の変形**：外反母趾や第2～4趾の変形が巻き爪の発生リスクを高める．これらの変形が爪甲への圧力を変化させ，彎曲を促進する[2]．

③ **歩行機能の低下**：足関節の可動域が低下すると，正常な歩行が困難になり，足趾への負荷が不均一になることがある．特に足関節背屈可動域が低下すると，足趾への圧力が減少し，巻き爪が発生しやすくなる[2]．

④ **加齢**：高齢者では，爪甲の成長が遅くなり，爪甲が彎曲しやすくなる．歩行量が減少することで，爪甲を広げる力が弱まり，巻き爪が発生しやすくなる．

3．巻き爪の治療法

過度の彎曲が必ずしも疼痛・炎症と結びつかないことも多いため，治療の目的は疼痛がある場合の鎮痛目的，そしてその治療後の再発予防目的，あるいは整容的な目的となる．巻き爪治療全般にいえることとしては，治療をして巻いている爪甲を整復しても治療を中断するとゆっくりともとに戻る傾向があるということである．巻き爪矯正治療については現時点で保険適用外であることも踏まえ，その点については患者に治療前にしっかりと説明することが必要である．しかし臨床的経験からすると，もとに戻ってきても以前ほどの疼痛が再燃しないことも多く，その場での疼痛の解除のみの施術では決してないと考える．

軽度の巻き爪には超弾性ワイヤーやグラスファイバー製などのプレートを用いた矯正法が有効である．特に，ワイヤー式矯正法（超弾性ワイヤー法やVHO法（virtuose human orthonyxie）など）は，強力な矯正力を持ち，多様な巻き爪に適用可能である．ただし，強制力が過剰な施術は爪甲の割れや過矯正による爪甲剥離を引き起こすこともあり注意が必要である．当院では初期治療ではマチワイヤによるワイヤー法（図11）を採用し，再発予防にB/Sスパンゲ法（図12）を用いることが多い．

トラキオニキア

1．トラキオニキアの用語

トラキオニキアとは「荒い爪」を意味する．手指足趾爪甲の表面が点状に隆起陥凹して全体として荒くやすりがけをしたようにざらざらとした臨床を呈する状態をトラキオニキアと呼ぶ（図13）．この用語自体は1950年にAlkiewiczによって既に報告されている．1977年にHazelriggら[3]によってこのような臨床をもち，特発性後天性でかつすべての爪甲でみられた症例をtwenty nail dystrophyという用語を用いて報告した．それ以来，このtwenty nail dystrophyの用語が多く用いられてきたが必ずしも全爪甲が罹患するわけではないことや成因について誤解を招きやすいことから，最近では同一の病態を意味する「トラキオニキア」

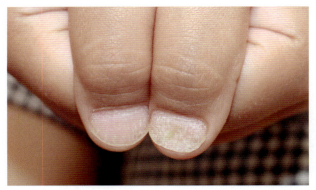

図 13. トラキオニキア(6歳, 男児)

が用いられることが多くなっている．ただ，トラキオニキアという用語には特発性であるという意味は含まれない．

2．トラキオニキアの疫学

トラキオニキアはあらゆる年齢層の患者に起こり得るが，小児に最も多くみられる．足の爪よりも手の爪に症状が出現することが多い．必ずしも全爪甲に病変が存在する必要はない．原因としては特発性の場合もあれば皮膚疾患や全身疾患に合併する場合もある．合併する疾患で最も多いのは円形脱毛症であり円形脱毛症患者の 3.65％にトラキオニキアがみられるという[4]．ほかの疾患として扁平苔癬，乾癬，薬剤性などがある．

3．トラキオニキアの臨床

当初に述べたように爪甲が荒く，やすりがけをしたようなざらざらとした性状をしている．ただこのような状態は爪真菌症をはじめとしてほかの爪疾患と似ているところ部分もあり，表面的な性状からは鑑別が難しい症例もある．

Baran により，不透明型と光沢型の 2 つの臨床的分類が報告されている[5]．不透明型では爪甲は全体にもろく薄く縦方向に線条がみられる．光沢型は点状の pitting が爪甲全体に多発してみられ爪甲は薄くない．これらの亜型の違いについては爪母に対して持続的に強弱が繰り返されているのか，あるいは間欠的な障害が規則的に繰り返されているかの違いと説明される．トラキオニキアの病理学的検査の最も一般的な特徴としては，爪母における海綿状態および表皮内炎症細胞浸潤が認められている．つまり，爪母における湿疹性の変化を特徴としている．

4．トラキオニキアの治療

トラキオニキアは慢性的に経過するが疼痛を伴うことはなく，瘢痕を形成することもない．無治療で改善することも多い．小児の罹病期間中央値は 32.5±9.7 か月であったのに対し，成人では 77.0±10 か月であったという報告がある[6]．特に小児の場合自然治癒をすることが多いため，患者が積極的な治療を望まない場合には経過観察でもよいと思われるが，6 年以上症状が持続する場合は自然治癒が認めにくいという報告もある．

治療としてエビデンスのある標準的な治療法は現在のところない．局所療法としては副腎皮質ホルモン外用薬の塗布，あるいは密封療法，トリアムシノロンの近位爪郭部への局所注射（文献上奏効率が高いが疼痛を伴う）．全身療法としてはビオチン，シクロスポリン，レチノイド，コルチコステロイドの投与による治療が報告されている．しかしトラキオニキアは自然治癒も高率で認められる疾患であり侵襲性の高い治療についてはリスクを患者に十分に説明し慎重な判断が必要だろう．

爪甲色素線条(longitudinal melanonychia)

1．爪甲色素線条の臨床

Melanonychia は日本語では爪甲色素線条や黒爪症という用語が該当すると思われるが，（狭義の）爪甲色素線条は爪根部から遊離縁にかけて帯状の褐色ないし黒色斑が認められるもので longi-

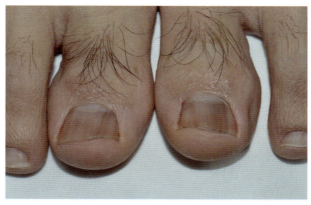

図 14. 両母趾の爪甲色素線条

tudinal melanonychia, あるいは melanonychia striata に相当する(図14). それとは別に爪甲全体が褐色調あるいは黒色調となる diffuse(or total) melanonychia とに形態的に分類される. 本稿での爪甲色素線条は longitudinal melanonychia を意味する.

爪甲色素線条は1か所の爪の場合もあれば複数の爪に起こる場合もある. また, 足と手とどちらの爪にも起こり得るが, 松井ら[7]によると60名の小児爪甲色素線条(longitudinal melanonychia)のうち手指44名足趾22名(そのうち1趾10名, 2趾9名, 3趾3名, 4および5趾0名)に罹患し手指に多く, 足趾では1, 2趾に多かった.

2. 爪甲色素線条の原因

爪甲色素線条はその成因から爪母のメラノサイトの増生, 活性化によるメラノサイト性のものと非メラノサイト性のものに分類できる.

a）メラノサイトの増生によるもの：爪母におけるメラノサイトの増加によってメラニン色素が増加することを指す. メラノサイトの増殖は良性または悪性のいずれかとなるが良性のものは母斑または単純黒子のいずれかによるものである. 単純黒子は成人では母斑よりも多くみられるが, 小児では単純黒子よりも母斑のほうが多い[8].

b）メラノサイトの活性化によるもの：生理的原因(人種的, 妊娠), 局所的原因(爪噛み, 摩擦), 皮膚疾患による原因(爪真菌症, 爪囲炎, 乾癬, 扁平苔癬, アミロイドーシス, 慢性放射線皮膚炎, 各種皮膚腫瘍による刺激)など多岐にわたる.

c）非メラノサイト性：メラニン以外の物質や状態が原因の色素沈着であり, 次のようなものが含まれる.

(1) 爪甲下出血：慢性的な爪甲下出血は帯状を呈する場合がある.

(2) 薬剤誘発性色素沈着：抗菌薬, 化学療法薬など一部の薬剤のにより爪にメラニン以外の色素沈着がみられることがある.

Lyuら[9]によると中国人174例の爪甲色素線条(外傷, 薬物使用歴, 真菌性爪甲色素沈着症, 内分泌系疾患の既往歴がある患者は除外)についての組織所見では小児では単純黒子と母斑を合わせて61.7%, 色素沈着(母斑細胞を認めない)が38.3%, 成人では単純黒子と母斑を合わせて37.3%, 色素沈着が53.7%, 悪性黒色腫が9%であったという.

3. 爪甲色素線条の治療

メラノサイトの活性化によるものに対してはその原因に対する治療が色素線条に対する治療となる. メラノサイトの増生による爪甲色素線条への対応は小児と成人によって異なる. 小児期(15歳未満)発症の悪性黒色腫の発生母地を調査した文献では爪甲色素線条を発生母地としたものはない[10]など, 小児の爪甲色素線条はほぼ悪性化しないとされており, 当院においても小児ではwait & seeの方針としている. しかし成人においては爪部悪性黒色腫の可能性を常に念頭に置いた慎重な鑑別と対応が重要である.

文 献

1) Sano H, et al：Clinical evidence for the relationship between nail configuration and mechanical forces. *J Plast Reconstr Surg*, **2**(3)：e115, 2014.

2) 今井亜希子，伊藤裕子，上田暢彦ほか：足趾巻き爪の形成要因となり得る運動機能障害と足趾変形に関する解析. 日皮会誌, **133**(11)：2589-2597, 2023.

3) Hazelrigg DE, et al：Twenty-nail dystrophy of childhood. *Arch Dermatol*, **113**：73-75, 1977.

4) Tosti A, et al：Trachyonychia associated with alopecia areata：a clinical and pathologic study. *J Am Acad Dermatol*, **25**：266-270, 1991.

5) Baran R：Twenty-nail dystrophy of alopecia areata. *Arch Dermatol*, **117**：1, 1981.

6) Lee YB, et al：Clinical study of twenty-nail dystrophy in Korea. *Int J Dermatol*, **51**：677-681, 2012.

7) 松井 悠ほか：小児爪甲色素線条60例の自然経過 Wait & see でよいのか？ 臨皮, **76**(5)：104-108, 2022.

8) Jefferson J, et al：Melanonychia. *Dermatol Res Pract*, **2012**：952186, 2012.

9) Lyu A, et al：Retrospective analysis of longitudinal melanonychia：A Chinese experience. *Front Pediatr*, **10**：1065758, 2022.

10) 井上勝平：爪甲の色素斑を見たらどう対応するか. 治療, **73**(10)：1926-1930, 1991.

◆特集／あしの病気 私はこうしている
付属器疾患
足底における多汗症

藤本智子*

Key words：原発性足底多汗症（primary plantar hyperhidrosis），異汗性湿疹（dyshidrotic eczema），尋常性疣贅（verruca vulgaris），点状角質融解症（pitted keratolysis），足白癬（tinea pedis）

Abstract エクリン汗腺の分布密度は部位により異なるが，手掌・足底はエクリン汗腺の密度が高く，精神性発汗様式をもつ．足底の汗は適度な量であれば滑り止めの役割を果たし生活がしやすくなる機能を発揮するが，必要以上の発汗が出てしまう足底多汗症では，逆に滑ってしまったり，汗自体の不快感，汗に起因したにおい，それらによる生活のしにくさにつながる．さらに，足底多汗症に併発しやすい疾患として，真菌・細菌感染症や異汗性湿疹，足底に残る発汗が冷却され起こる凍瘡などの疾患が挙げられ，これらも日常生活上負担となる場面もみられる．病態を診断のうえで適切な治療と，生活指導について解説を行いたい．

エクリン汗腺の構造と掌蹠における エクリン汗腺の生理学的特徴

エクリン汗腺は，亀頭，陰核，小陰唇，外耳道，爪床，口唇などを除くほぼ全身に分布する．その構造は真皮に存在し，汗のもとをつくるコイル状に折りたたまれた分泌部と，作られた汗が通る直線状の導管部に分けられる．分泌部周囲には，汗の供給元としての血液がめぐる毛細血管と，発汗指令の伝達物質アセチルコリンを放出する交感神経終末が存在し取り囲んでいる．掌蹠にはエクリン汗腺のみ存在し，その分布密度はほかの部位よりも高く，発汗能力も高い．エクリン汗腺の開口部は掌蹠では皮丘部に存在し，動物の足蹠にも認められることから"滑り止め"の生理学的役割があったと考えられる．また，掌蹠の発汗様式は精神的な緊張や興奮時にみられることから，精神性発汗と呼ばれる．

足底における発汗の困りごとと考察

足底の発汗は，適度であれば滑り止め機能として役立つが，過剰になることで様々な困りごとが生じてくる．問診上では"サンダルが滑って履けない"，"体育館で裸足になり床運動をする際に滑る（剣道・柔道などの武道，ダンスなど）"，"知人の家のフローリングが足の汗で濡れてしまって恥ずかしかった"，"靴の中でにおいがこもる"，"蒸れて感染症になる"といった困りごとがしばしば聞かれる．また，"小学生の子どもが学校から帰宅すると脱いだ靴からにおう"，"座敷での会食の際に靴を脱いだら同僚の足から強烈なにおいがした"といったエピソードまで，足底の汗に関連する特徴として，『におい』のキーワードも少なくない．足底のおかれた環境として，靴という密閉された空間の中で汗がこもり高湿度が長時間保たれるという特徴がある．汗が適切に蒸散されない場合，足底の厚い角層は水分を含み浸軟し，皮膚の常在菌の繁殖に好環境であることが感染症やにおいの問題に寄与している．この点を背景に，足底多汗症には下記のような合併しやすい疾患を認める．

* Tomoko FUJIMOTO，〒171-0021 東京都豊島区西池袋 1-39-4 第一大谷ビル 3F 池袋西口ふくろう皮膚科クリニック，院長

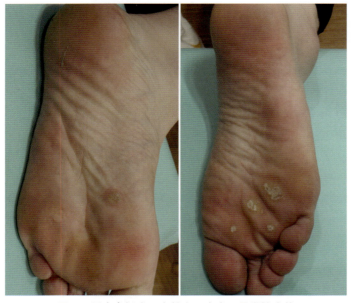

図 1. 足底多汗症に合併する疾患：尋常性疣贅

足底多汗症に合併しやすい疾患

1. 尋常性疣贅

本症は，ヒト乳頭腫ウイルス（human papillomavirus：HPV）によって皮膚および粘膜に生じる良性腫瘍である．HPV は扁平上皮細胞との親和性が高く，微小な傷から侵入して基底細胞に感染し，HPV ゲノムは増幅複製され，角質の脱落とともに放出され，ほかの表皮の傷に侵入し増殖をする．足底は角質が厚く，微小な傷ができやすいことから好発部位であるが，足底多汗症を呈する人に疣贅が多発する例は少なくない[1]．臨床的には直径数 mm から 1 cm 位までの表面乳嘴状の角化性丘疹や結節である（図1）．結節が融合してくると敷石状の外観をきたす．治療は物理的療法として液体窒素療法や外科的切除，化学的治療法としてサリチル酸外用など，その他薬理的治療法や免疫学的治療法がある[2]が，多汗症の合併の場合は，発汗を抑制する治療を同時に行うこととする．

2. 異汗性湿疹（汗疱）

本症は，春から夏などの平均気温の高い季節に，主に左右対称性に手指の側面や，掌蹠に限局して強い痒みを伴う（一部はまったく瘙痒の自覚のない）周囲にぼんやりとした紅斑を伴う小水疱が多発し（図2），次第に強い瘙痒とともに浸潤を伴う丘疹へ，さらに表皮内水疱を形成し2〜数週間程度の経過で黄色調の膿疱を形成する症状を認める．水疱膿疱の初期は無菌であるが，ときにブドウ球菌などの二次感染を起こすこともある．痂皮化する頃には痒みは消退するが，一部は苔癬化，亀裂を伴い，ときには手指腹や手掌の広範囲で角層が脱落，爪が変形する経過をたどる．原因として，汗腺の発汗障害が考えられ言及した報告がある一方で[3,4]，湿疹と汗管との関連が病理組織学的検討にて証明されなかった報告[5]〜[8]もある．臨床的には多汗症状を有する異汗性湿疹患者に塩化アルミニウムの外用をしたところ，湿疹の症状改善に有効であったことから，過剰な発汗が局所の炎症を誘発するサイトカインの放出に関わっている可能性[9]など，発汗との関連はいまだに検討されるべき項目である．小児の異汗性湿疹患者を 18 人集めた報告[10]では女児優位，多汗症の合併が多く，暑い時期の発症が多かったこと，アトピー性皮膚炎の合併が多かったことがみられたが，成人ではしばしば指摘される金属との関連はみられなかったとしている．以上のように，比較的遭遇する疾

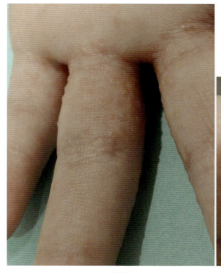
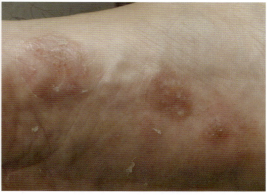

a．手指　　　　　　　　　　　　b．足底
図 2．足底多汗症に合併する疾患：異汗性湿疹

患であるものの，いまだ病因については不明な点が多く今後さらに検討していく必要がある．

3．足白癬

本症は，皮膚の角質や爪に感染する白癬菌による感染症であるが，趾間型白癬では，足底の皮膚に浸軟した鱗屑を認める所見や，小水疱型白癬でみられる土踏まず部位や足底側面などにできる小水疱は異汗性湿疹とも臨床症状が類似するため，疑わしい所見がある場合の確定診断には，その都度鏡検による白癬菌の確定診断が必要である．治療は抗真菌薬の外用ないし，内服を行うことが有効である．高温多湿な環境を好むため，多汗症患者においては1年を通じて感染が起こりやすい環境にあるといえる．

4．点状融解角質症(pitted keratolysis)

本症は，点状から小斑状の陥凹した角質欠損で，細菌感染によって足底の特に前足部や足趾間から認めることが多い(図3)．原因菌として，グラム陽性球菌，桿菌の増殖(*Corynebacterium sp.*, *Micrococcus sedentarius*, *Dermatophilus congolensis.* など)がみられ，においの原因と考えられる[11]．自覚症状として，足がふやける・むける，足のにおいが気になる，ときに足がひりひりして痛いなどの症状を訴える．足蹠や側縁などの加重圧迫部位に，白く浸軟した病変内に，点状・小斑状あるいは地図状に，角質の部分的欠損による陥凹が集簇・癒合した角質の陥凹，くぼみを認める．高温多湿の環境や気候，運動を長時間する，作業靴などの通気性の悪い状態が長時間続くなどの場合や，多汗症を伴い足が蒸れやすいことなどで生じやすい．診断は通常臨床症状から行うが，場合により細菌培養を行い，菌の同定を行う．治療は抗菌薬(エリスロマイシン，クリンダマイシン，ナジフロキサシンなど)の外用が有効である．日常生活指導として通気性の悪い靴下やブーツの装用は控え，靴下も頻回に交換する．靴下の生乾きや，同じ靴の連日の着用を避け乾燥機などを使用することも勧められる．多汗症を併発しているときは，上記抗菌外用薬に加えて，制汗剤(20%塩化アルミニウム)との併用が有用である．加えて，外出前に消臭目的のデオドラント剤の併用もよい．

5．凍瘡

本症は，寒暖差の激しい季節の寒冷刺激による末梢循環障害により，皮膚に赤みや腫脹，痒みなどの症状が現れる疾患であるが，足底多汗症では汗の水分が残ることで寒冷曝露により，さらに冷却されることで凍瘡を起こしやすい．寒暖差を防ぐ靴下や靴の着用，濡れた靴下のこまめな交換な

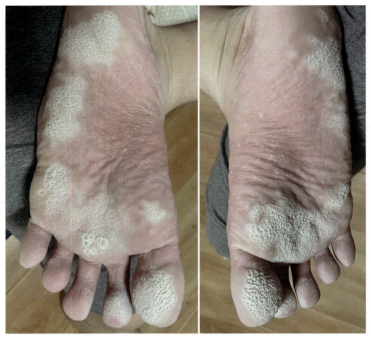

図 3. 足底多汗症に合併する疾患：点状融解角質症

どで予防をすることが勧められる．

足底多汗症に対する診断と治療

足の汗について相談があった場合，原発性局所多汗症の診断基準[12]に則り診断をする必要がある（**表 1**：足底用に筆者にて作成）．さらに，足底の場合は多汗症の主訴で来院しても上記の合併症に気が付いていない場合もある（逆に，合併症の症状が主訴で来院した患者が多汗症に気が付いていない可能性もある）ため，一度靴を脱いで足底の皮膚の状態を確認することが望ましい．汗に関しては，診察室の足台に置いてあるディスポーザブルのシートが汗でくっついてしまう．足の形が残るといった症状を認めるため確認が容易である（**図 4**）．

足底多汗症の診断がついたら，原発性局所多汗症診療ガイドラインに基づく治療を行う（**図 5**）．

1．水道水イオントフォレーシス療法

電流と通電することにより生じる水素イオンが汗孔部を障害し狭窄させることにより発汗を抑制する機序である．水道水を満たした容器の中に手足を浸し，そこに直流電流をかける機器を接続する．多少の電気的刺激の痛みを伴うため，通電中の安静が保てる年齢から実施が可能である（東京医研株式会社：IP-CT，医療機器承認番号：30400BZX00179000）．電流の強さは 5～20 mA，治療時間は 5～15 分で週 1 回程度の頻度で行うと 5～10 回の通院の間に発汗が抑制される．その後は自身の発汗の量を保つための頻度で自己調整を行う．治療は保険適用である（**図 6**）．

2．塩化アルミニウム製剤外用療法

塩化アルミニウムを溶かした水溶液もしくはクリームを用い足底に外用する．発汗の程度が軽症の場合は，20％塩化アルミニウム溶液の単純外用を，1～複数回/日で効果が出るまで連日外用を行う．発汗量が中等度から重度の場合には，30～50％塩化アルミニウムクリームを眠前に足底に外用し，気密性のない布靴下などで覆い夜間 ODT（occlusive dressing technique）療法を行い，翌朝に洗し，効果が出るまで連日行う．これら外用療法をしているなかで，皮膚炎が起こる場合には，外用の間隔を空けたり，外用液に精製水を加えて濃度を薄める．または保湿剤を併用したり，炎症がある程度以上の症状であれば，休薬のうえステ

表 1. 足底多汗症の診断

① 発症は 25 歳以下である
② 発汗のしかたに左右差はなく均等である
③ 寝ている間は発汗の症状はない状態である
④ 1 週間に 1 回以上，靴下が濡れる，湿ってしまう，サンダルが履けないなど多汗に関連したエピソードがある
⑤ 家族で同様に多汗症状をもつ人がいる
⑥ 手のひらにも汗が多い(手掌と足底は多くの症例において併発するため信頼性が増す)

（文献 12 をもとに筆者作成）

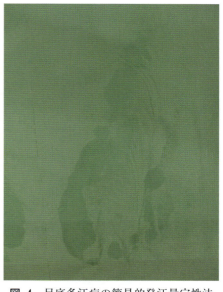

図 4. 足底多汗症の簡易的発汗量定性法
（ディスポーザブルシートによる）

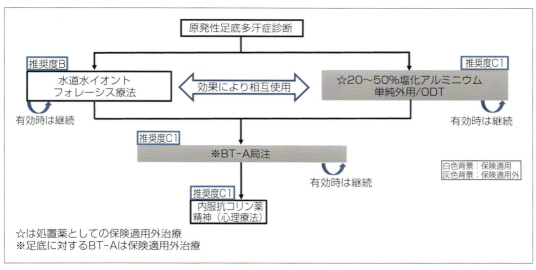

図 5. 水道水イオントフォレーシスによる治療

（文献 12 より転載）

ロイド外用が推奨される．塩化アルミニウムは処置薬の扱いであり，処方薬ではない．

3．A 型ボツリヌス毒素局注療法

A 型ボツリヌス毒素(botulinum toxin A：以下，BT-A)はコリン作動性神経の接合膜からのアセチルコリン放出を抑制する作用がある．現在，BT-A は重度腋窩多汗症に対して保険適用があるが，それ以外の部位については保険適用外であり，使用の際には医師が各自の責任のもと，患者より十分なインフォームドコンセントを得たうえで輸入した BT-A の投与を行うこととなる．投与する単位は発汗の重症度により決定されるため，決まった投与量はない．また，投与上の問題点として注射時の疼痛・筋力低下が認められる．しかし，その際の筋力低下は一過性で経過観察で軽快する．足底多汗症においては，数か月程度の効果

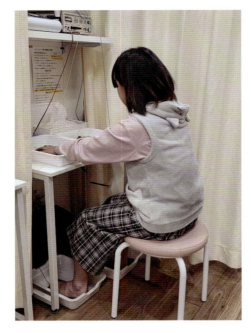

図 6.
水道水イオントフォレーシスによる治療

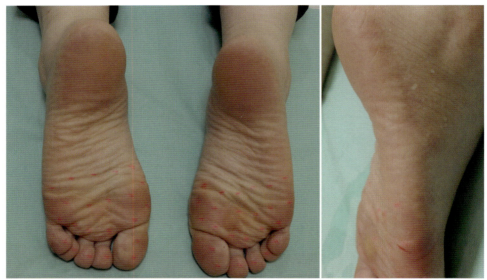

図 7. 足底多汗症における A 型ボツリヌス毒素による治療
（投与部位は患者ごとに相談のうえ決定する）

が認められる報告がある(図7).

4．その他

　内服抗コリン薬に関しては，基本的には治療法の少ない全身性多汗症や，頭部顔面多汗症に対して試みてよい治療であるとされているが，単独の治療とはなりにくいものの，足底多汗症においてもほかの治療が奏効しない場合には併用して行っ

てもよい治療であるといえる.

足底多汗症に勧める対処法
(においが気になる患者も対応)

① お湯に浸けて足を温める：10分程度足湯に浸かり，余分な角層や汚れを浮き上がらせる．

② 爪の垢を落とす：使い古しの柔らかい歯ブラシ

表 2. 強迫症および関連症候群

分　類	患者受診先
醜形恐怖症	皮膚科，歯科，形成外科，美容外科など
嗅覚関連づけ障害	皮膚科，歯科，肛門科，消化器内科，泌尿器科など
心気症	全科
抜毛症・皮膚むしり症	皮膚科

や爪ブラシを使い，爪と皮膚の間の角質(垢)を丁寧に落とす．爪には汚れが溜まりやすく，においの原因となるので，こまめに切る習慣をつける．

③石鹸を泡立て，足全体を優しく洗う：皮膚を傷つけて菌が入り込まないよう泡で足全体を優しく洗う．特に，汚れの残りやすい指と指の間は丁寧に洗う．

④お湯で丁寧に流す：細菌の栄養分となる石鹸カスを残さないよう，丁寧に足をすすぐ．

⑤水分を拭き取る：清潔なタオルで水分を優しく拭き取る．

⑥仕上げの保湿：足底の角質が肥厚したままでなく，常に角質を柔らかい状態に保つ．

⑦靴下は汗を吸い取りやすい素材で，5本指ソックスなどを選ぶ．

⑧革靴やスニーカーは連日同じものは着用せず，ローテーションを行う．

⑨靴底のインソールは複数準備し交換，こまめに洗浄を行う．

"足底のにおいが確認できない"場合の においの主訴の場合

典型的な多汗の訴えではない主訴のなかで，しばしば"実際に受診時には他覚的には確認できないにおい"の訴えをする患者に遭遇することがある．以前より本邦では自己臭症・自己臭恐怖などと報告されている病態であり不安障害のなかに分類されてきたが，近年のICD-11の改定により，この症状を呈する一群のなかで症状が強いものは，強迫症および関連症候群(obsessive-compulsive and related disorders：OCRD)のなかの，嗅覚関連づけ障害(olfactory reference disorder：ORS)と分類することが示された．この改定の背景としては，脳科学の進歩によりこれら疾患の原因が大脳基底核，特に線条体におけるセロトニン系，ドーパミン系機能異常であること，それに関連した認知的，行動抑制障害としての「とらわれ」，ないし「繰り返し行為」を特徴とする疾患群であると再定義されたからである．これらの一群は従来より疾患としての啓蒙が十分されておらず，加えて患者自身が病識を有さないことが多く，医療機関を受診する場合でも，まずは身体科を選択することになりやすいということで，嗅覚関連づけ障害を含むほかの強迫症および関連症候群の患者の受診先として皮膚科を選ぶことは多いといわれている(表2)．ORSの治療については，SSRI，SNRIといった薬物療法や認知行動療法の有用性が多くの研究により示されている[13]．踏み込んだ診療については精神科領域の習熟度を求められることから，皮膚科診療のなかで本格的な介入は困難であるが，初診の受診先として選ばれることが多い皮膚科医としては，患者の状態に応じて適切な診療科につなげるための知識は学んでおきたいところである．決して，患者に必要のない汗やにおいに対しての過剰な処方や手術を勧めるべきではない．皮膚科が受診先の場合の対応について表3にまとめた．

おわりに

足底多汗症は，原発性局所多汗症診療ガイドラインのなかでも，治療選択肢が少ない部位であると同時に，腋窩や手掌の多汗症に比べてまず治療が優先される部位には選ばれにくいため，困りご

表 3. 皮膚科が受診先である場合の対応

> ① 患者の主訴を傾聴(否定はしない)
> ② においを実際に確認(診察者とコメディカル複数が望ましい)し,同じガーゼを患者にも確認してもらい,お互いの認識を共有する(患者のみ臭う場合は嗅覚関連づけ障害の可能性を疑う)
> ③ においがない場合,その事実は伝える(患者の否定にはならないように)
> ④ においで他人からいやなことをされた時に,自分自身のなかでできる考え方を検討する(自身の感じ方の転換)アドバイスを行う
> ⑤ 再診(患者の信頼の獲得)につなげ,日常生活の困難さの程度に応じて,必要時精神科,心療内科へ紹介をする
> ⑥ 決して必要のない外科的治療は行うべきではない

とに特化した解説は少ない部位である.しかし,多汗症状とは別に,足底の問題点ににおいを挙げる患者は多い.そして,においの原因が明らかで対処が可能な細菌感染症や,選ぶ靴などの環境の問題以外にも,他人には存在を確認ができないにおいを主訴に来院する患者も少ない数ではない.皮膚科医として,これらの病態を個々に見分けることが大切である.

文 献

1) Hobart WW : Primary hyperhidrosis increases the risk of cutaneous infection : a case-control study of 387 patients. *JAAD*, **61**(2) : 242-246, 2009.
2) 渡辺大輔ほか:尋常性疣贅ガイドライン2019(第1版).日皮会誌, **129**(6) : 1265-1292, 2019.
3) Fox T : Clinical lecture on dyshidrosis : an undescribed eruption. *Br Med J*, **2**(665) : 365-366, 1873.
4) 西沢 綾:【汗の対処法 update】異汗性湿疹の病態とその対策. *MB Derma*, **244** : 51-57, 2016.
5) Robinson AR : Pompholyx : A Manual of Dermatology. New York : D. Appleton and Company, 246-255, 1885.
6) Shelley WB : Dyshidrosis(pompholyx). *AMA Arch Dermatol*, **68**(3) : 314-319, 1953.
7) Valejo F : Dyshidrosis : Correlation with Atopy and with Sweat Gland.[master's thesis]. Rio de janeiro, Brazil : UFRJ, 1993.
8) Storrs FJ : Acute and recurrent vesicular hand dermatitis not pompholyx or dyshidrosis. *Arch Dermatol*, **143**(12) : 1578-1580, 2007.
9) Lee WJ, et al : Pompholyx with bile-coloured vesicles in a patient with jaundice : are sweat ducts involved in the development of pompholyx? *J Eur Acad Dermatol Venerol*, **24**(2) : 235-236, 2010.
10) Scotelaro-Alves HG, et al : Clinical profile of recurrent vesicular palmoplantar dermatitis in children and adolescents. *Clin Cosmet Investig Dermatol*, **12** : 23-28, 2019.
11) de Almeida HL Jr, et al : Pitted keratolysis. *An Bras Dermatol*, **91**(1) : 106-108, 2016.
12) 藤本智子ほか:原発性局所多汗症診療ガイドライン2023年改訂版(2023年12月一部改訂).日皮会誌, **133**(13) : 3025-3056, 2023.
13) 朝倉 聡:社交不安障害の診断と治療. 精神誌, **117**(6) : 413-430, 2015.

足の総合病院 下北沢病院 がおくる！

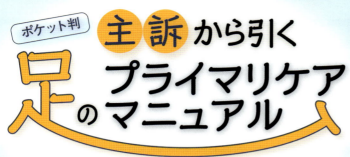

ポケット判 **主訴**から引く **足**の**プライマリケア**マニュアル

編著　下北沢病院

足の疾患を診るうえで、最初の問診で確認しなければならないこと、行った方がよい検査など随所に「下北沢病院流」がちりばめられている本書。
足に関わる疾患が網羅されており、これから足を診る先生にとっては手放せない1冊に、既に足をご専門にされている先生にとっても、必ず知識が深まる1冊になります。
ぜひご診療の際はポケットに忍ばせてください。

詳しくはこちら

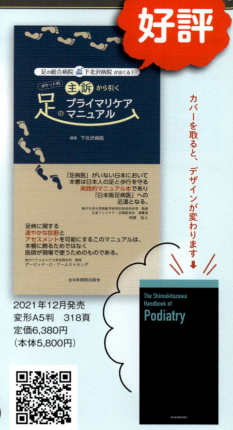

好評

カバーを取ると、デザインが変わります

2021年12月発売
変形A5判　318頁
定価6,380円
（本体5,800円）

CONTENTS

I 初診時の診察
A 問 診
1. 足 病
2. 下肢救済，創傷
3. 糖尿病
B 足部の診察と検査
1. 足部アライメントの診断とそのパターン
2. X線による画像診断
　①足 病
　②下肢救済
3. 足の画像検査
　①超音波
　②CTとMRI
4. 下肢救済の生理機能検査
　①下肢血流の機能的検査
　②下肢救済の画像検査

II 主訴からみる鑑別診断
A 足 病
1. 痺れ
　①下肢の痺れ
　②足部に限定した痺れや痛み
2. 痛み（侵害受容性疼痛）
3. 間欠性跛行
4. 足趾変形
5. 爪の異常
6. 皮 疹
7. 紫 斑
8. 圧痛を伴う下肢の結節
　（結節性紅斑とその他の鑑別疾患）
9. 足の色素性病変

10. 臭い，多汗
11. 胼胝・鶏眼・疣贅
12. 胼胝マップ
13. 色調不良
14. むくみ
15. こむら返り（足が攣る）
B 慢性創傷のある患者への対応
1. 足部の潰瘍の基本的な診断
2. 下腿潰瘍の鑑別
3. ガス壊疽と虚血性壊疽
4. 感染（発赤，腫脹，膿）
III 足の疾患 各論
A 運動器疾患
1. 扁平足障害
　①成人扁平足
　②小児の扁平足
2. 前足部の疾患
　①外反母趾
　②強剛母趾と制限母趾
　③マレットトウ（槌趾），ハンマートウ，クロウトウ（鉤爪趾）
　④内反小趾
　⑤種子骨障害
　⑥モートン病
　⑦リウマチ足
3. 後足部の疾患
　①足底腱膜炎
　②外脛骨障害
　③アキレス腱炎
　④足根管症候群
　⑤後脛骨筋腱機能不全

　⑥足根洞症候群
　⑦足根骨癒合症
4. 足関節の疾患
B 外傷（骨折と靱帯損傷）
1. 画像診断
2. 対 応
C 浮 腫
D 下肢救済
1. 足病変の診断と治療方針
2. 糖尿病性足病変
　①血流障害
　②神経障害 フェルトと装具
　③糖尿病足感染と糖尿病足骨髄炎
　④シャルコー足
3. 糖尿病管理の基本
4. 糖尿病の周術期管理と栄養管理
5. 閉塞性動脈硬化症
　①血行再建（EVTと外科的血行再建術）
　②疼痛管理
　③補助療法
　④薬物療法
　⑤運動療法
6. Buerger病
7. Blue toe syndrome
8. 下肢静脈瘤
9. 深部静脈血栓症
E 爪
1. 爪・足白癬
2. 巻き爪，陥入爪，爪甲肥厚

3. 爪と腫瘍
F その他
1. 膠原病・類縁疾患
　①膠原病（関節リウマチなど）
　②関節リウマチ以外の膠原病・類縁疾患
2. 結晶性関節炎（痛風関節炎・CPPD関節炎）
3. レストレスレッグス症候群（むずむず脚症候群，下肢静止不能症候群）
IV 足診療の基礎知識
A 足部の解剖
1. 骨 格
2. 筋肉，腱，靱帯
3. 血 管
4. 神 経
5. 関節可動域
B 歩行周期

索 引

コラム
● 足趾MTP関節の可動域訓練
● 神経障害と圧迫療法
● 体液の再分配
● 母趾の退化？
● 機能的制限母趾
● 「いつまで履かなきゃいけないんですか？」
● 爪白癬の治療ゴールをどこにすべきか

 全日本病院出版会　〒113-0033　東京都文京区本郷 3-16-4　Tel：03-5689-5989
www.zenniti.com　Fax：03-5689-8030

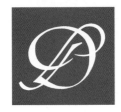

◆特集／あしの病気 私はこうしている

皮膚科医も遭遇し得る整形外科「あしの病気」

谷口　晃*

Key words：足（foot），軟部腫瘍（soft tissue tumor），炎症性疾患（inflammatory disease），MRI，超音波検査（ultrasonography）

Abstract　整形外科医が扱う足部疾患のなかには皮膚科医が日常診療で遭遇する疾患も少なくない．軟部腫瘍のなかでも皮下の比較的浅い層に存在するものや滑液包炎などは，圧痛や腫脹など体表に症状が現れるため皮膚科で相談されることもある．足部は解剖学的構造物が密集しており，皮下の脂肪も少ないため腫瘍の局在によっては神経や血管の圧迫症状をきたしやすい．適切な診断と対処が求められるため，代表的な疾患に対する知識は重要である．

本稿ではガングリオンやアキレス腱黄色腫，グロムス腫瘍や足底線維腫など体表に近い場所に好発する腫瘍性病変や炎症性疾患などにつき病態や画像診断，治療方法について解説する．

はじめに

　足は人体において最も遠位に存在し日常生活の多くの場面で荷重負荷にさらされている．また床面や靴など外部との接触が最も多い組織であり，障害や外傷に遭遇する危険性が高い．足部疾患のなかには皮下の軟部腫瘍や炎症性疾患など，皮膚科外来で遭遇するものも少なくない．

　整形外科で扱う腫瘍性病変は骨腫瘍と軟部腫瘍に大別される．軟部腫瘍は筋肉や脂肪などの軟部組織から発生した腫瘍であるが，ほかにも血管や末梢神経，腱や靱帯など非上皮性組織に発生したものも含まれる[1]．軟部腫瘍のなかには皮下の比較的浅い層に存在することがあり，皮膚科領域の診療においても遭遇することがある．早い段階から腫瘍を触知することができるため，早期に発見されることが多い[2]．一方で足部は脂肪組織が少なく組織間に余裕がないため，神経刺激症状や血行障害を引き起こす場合もある．症状が不可逆になる前に適切な診断と速やかな対処が必要である．診察には腫瘤の触診による性状の確認，MRIや超音波診断装置などの画像モダリティによる診断を行ったうえで，必要に応じて穿刺など治療を兼ねた侵襲的な診察を順次行っていく．疼痛が激烈な場合や神経刺激症状を示す場合，あるいは腫瘍による違和感や不快感などがあり患者の希望があれば，軟部腫瘍摘出術を行う．

ガングリオン

　ガングリオンは粘液嚢腫ともいわれ，内部に粘液が充満した良性嚢腫性病変である[3]．関節から発生する場合や腱鞘から発生する場合があり，また神経や筋肉，骨内に発生する事例も報告されている．発生部位によっては神経刺激症状によりしびれや放散痛などの症状が出現する[4]．

　緊満感のある小腫瘤を触れることでおおむね診断できるが，MRIを撮影し内部の性状を確認する（図1-a，b）．超音波検査も有用で，内部に均一な低エコー領域を認める（図1-c）．腫瘍内の物質が

---

* Akira TANIGUCHI，〒634-8522　橿原市四条町840　奈良県立医科大学医学部整形外科教室，准教授

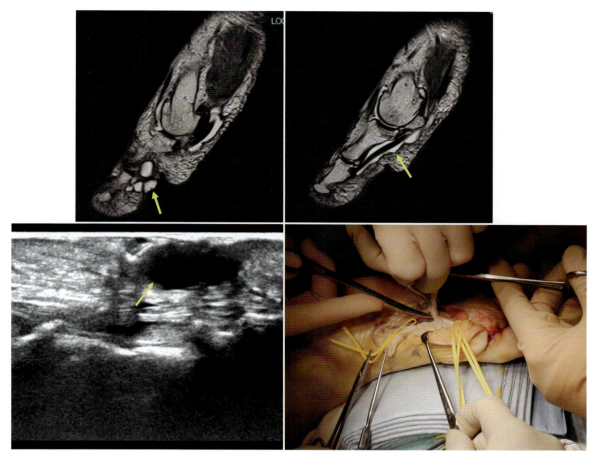

図 1. 母趾ガングリオン
a：趾尖部に多房性のガングリオンが存在する（矢印）．
b：長母趾屈筋腱に沿って広がっている（矢印）．
c：長軸撮影の超音波検査において，楕円形の低エコー領域を認める．
d：摘出術中写真．腱鞘に沿って存在するガングリオンを確実に切除した．

液体状であると判断された場合には，穿刺吸引を行い採取した液体の性状により確定的に診断する．

症状がない場合は特に治療を要しないが，疼痛や神経刺激症状があるようなら治療を行う．保存療法としてガングリオンの穿刺と吸引を数回繰り返すことで症状が消退することもあるが，再発を繰り返すこともある．趾尖部に生じた症例ではピシバニール®を用いた硬化療法が有用である[5]．一方で，神経血管束に近接している場合や腱鞘に沿って多房性に広がるような場合では観血的に摘出する（**図 1-d**）．ガングリオンは関節包や腱鞘に繋がる茎が存在するので，可及的に茎を基部まで剥離したうえでバイポーラーを用いて確実に焼灼する．

アキレス腱黄色腫

高コレステロール血症や高脂血症などの脂質代謝異常に基づく腫瘍性病変でアキレス腱周辺に発症することが多い．ときに巨大化し，正常なアキレス腱組織が消失してしまうような症例も存在する．アキレス腱遠位部に腫大を認めた場合，本症例を念頭に置き診察を進める（**図 2-a**）．疼痛の訴えは少ないが，歩行時の違和感や靴の装着困難により受診することが多い[3]．

MRI にて T1 強調像，T2 強調像，STIR 像すべてにおいて低輝度から等輝度領域がびまん性に混在した所見を示す[6]（**図 2-b，c**）．超音波検査においては腱内の低エコー結節，もしくはびまん性で

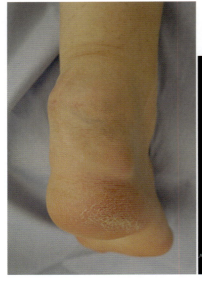
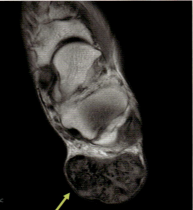
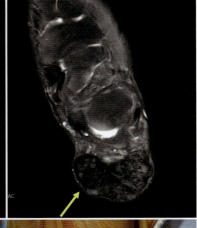
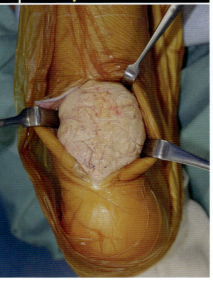

図 2.
アキレス腱黄色腫症例
 a：巨大な腫瘍の存在が外観からも確認できる．
 b：T1 強調像
 c：STIR 像．b，c ともに低輝度から等輝度領域がびまん性に混在している(矢印)．
 d：摘出術中写真．巨大なアキレス腱黄色腫により本来のアキレス腱は退縮している．

不均一な文様として描出される[7]．

手術としては摘出術を行うが，既にアキレス腱は退縮していることが多く完全に摘出するとアキレス腱欠損に至る可能性がある(図 2-d)．実際的には再発の可能性にも留意しつつ，可及的な mass reduction にとどめることが多い．

グロムス腫瘍

グロムス腫瘍は血管平滑筋由来の良性腫瘍とされており，指趾の爪下に発生することが多い．20〜40 歳代に発症のピークを持ち，男女比はおおむね 1：3 で女性に多い．稀に指趾以外に多発性に発症することがあり，疼痛を伴って受診するものの確定診断がつきにくい．MRI では T1 強調像で低輝度，T2 強調像で高輝度に描出される[8](図 3-a, b)．超音波検査にて低エコーの充実性腫瘍として描出される(図 3-c)．摘出術にて疼痛は速やかに消失する(図 3-d)．指趾以外に発症するような非典型例では診断に至るまで長期間を要することも少なくない[8]．

神経鞘腫

末梢神経の Schwann 鞘から発生する腫瘍で，罹患神経と連続性を有している．被膜に覆われて

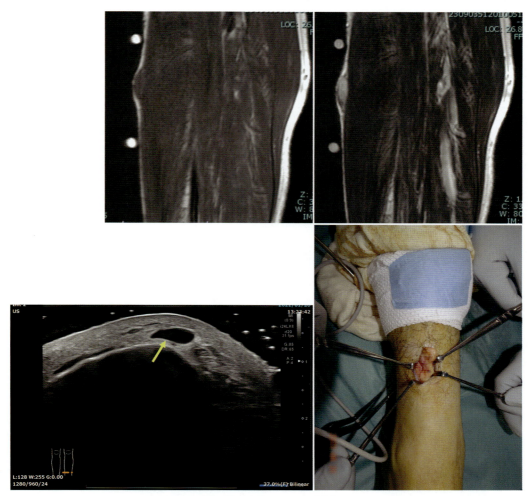

図 3. 下腿に発生したグロムス腫瘍
a：T1 強調像で低輝度
b：T2 強調像で高輝度に描出される.
c：グロムス腫瘍の超音波検査画像. 低エコーの充実性腫瘍として描出される(矢印).
d：摘出術中写真. 境界明瞭な腫瘍として摘出された.

おり，単発性であることが多い. 皮下の浅い層に存在する場合は腫瘤を触知する. また, 腫瘍を叩打すると神経走行の末梢側に向けて放散痛が出現する Tinel 様徴候を認める. 画像検査としてはMRI にて T1 強調像で等信号を示し, T2 強調像では等信号と高信号が混在する. さらに中心部で等信号となり周囲が高信号となる target sign を認める[1](図 4-a).

治療としては腫瘍摘出術を行うと神経支配領域での知覚の脱落が生じるため, 顕微鏡下に被膜内部の腫瘍実質のみを切除する核出術が望ましい(図 4-b).

足底線維腫

足部の底側には踵骨と基節骨基部底側を連結する組織として足底腱膜が存在し, 足部アーチ構造の維持を担っている. この足底腱膜に生じる線維腫が足底線維腫であり, 多発性に発生する場合には Ledderhose 病と呼ばれ歩行時の不快感や疼痛に繋がる. 足底腱膜の内側縁に発症することが多く, 体表から容易に触知する[3]. 線維腫は体内の線維組織や筋膜に広く発症することで知られており, 手掌腱膜に発生し手指の屈曲拘縮を引き起こす Dupuytren 拘縮や陰茎海綿体に発症する Pey-

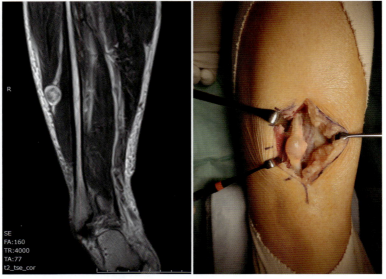

図 4. 神経鞘腫症例
a：MRI T2 強調像では等信号と高信号が混在し，中心部で等信号となり周囲が高信号となる target sign を認める．
b：摘出術中写真．被膜に覆われた腫瘤を確認し，核出術を施行した．

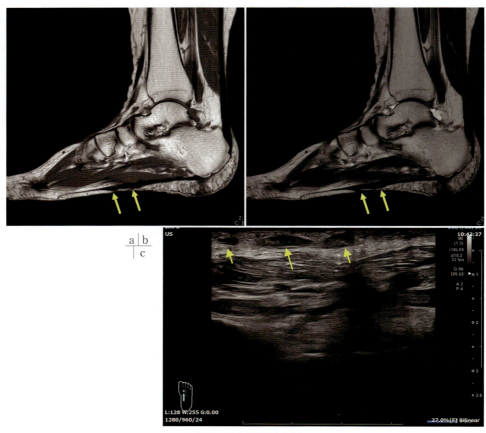

図 5. 足底線維腫症例
a：T1 強調画像
b：T2 強調画像
　a，b ともに低信号領域として複数の腫瘍性病変が描出される（矢印）．
c：超音波検査画像．境界明瞭で内部に低エコー領域を持つ腫瘍性病変が複数確認できる（矢印）．

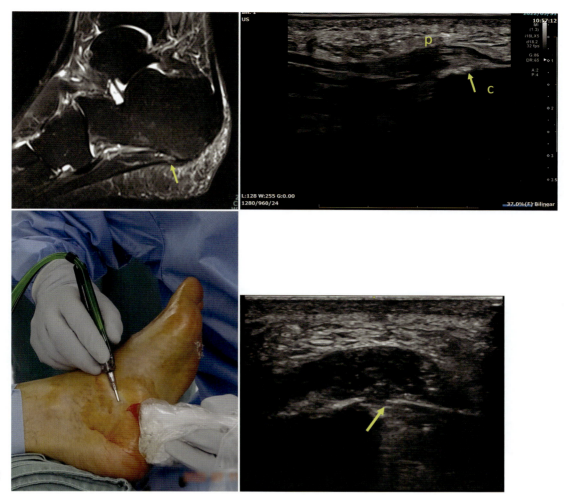

図 6. 足底腱膜炎症例
a：MRI STIR 像にて足底腱膜起始部に高輝度領域を認め，炎症の存在を認める（矢印）.
b：超音波検査では足底腱膜付着部の肥厚を認める（矢印）. p：足底腱膜，c：踵骨
c：エコーガイド下に TENEX® で処置を行っている.
d：超音波画像にて，TENEX® を足底腱膜付着部に誘導し，超音波で破砕，乳化，吸引を行っている（矢印）.

ronie 病の合併が報告されている[9]．

診断には MRI が有用で，T1 強調画像および T2 強調画像でともに低信号領域として描出される（図 5-a，b）．超音波検査も有用で，低エコー領域として描出される（図 5-c）．疼痛を伴う場合には消炎鎮痛剤の処方やステロイドの局所注射を試みるが，効果が実感できないことも多い．耐え難い疼痛を訴える場合には外科的切除を行うが足底の荷重部への皮切は瘢痕を形成することが多いため，やや内側の非荷重部に皮切をデザインする．

足底腱膜炎

足底腱膜の起始部である踵骨隆起の内側突起部での炎症であり，ランニングやジャンプなどの動作の繰り返しにより過度のストレスがかかるために生じる．スポーツ活動により生じることが多いが，中高年者では長時間の歩行や立ち仕事による過負荷が原因となり発症することもある．

診断は踵骨隆起の内側突起部付近に圧痛を認め，MRI や超音波検査にて足底腱膜起始部での炎症所見で判断する（図 6-a）．超音波画像では足底腱膜付着部付近の肥厚を認める（図 6-b）．治療と

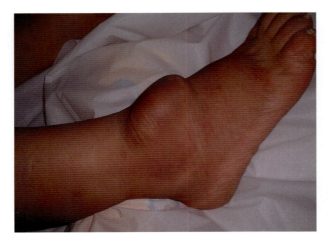

図 7. 足背に巨大な滑液包を認める.

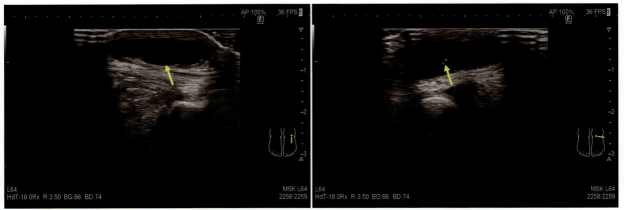

図 8. 足背部滑液包の超音波画像 a|b
a：被膜に囲まれた低エコー領域として描出される(矢印).
b：エコーガイド下に穿刺吸引を行う. 交差法で穿刺した場合, 穿刺針は滑液包内部に点として描出される(矢印).

してはストレッチなどの運動療法のほか，リドカインの局所ブロックなども症状改善が期待できる．また，体外衝撃波治療や多血小板血(PRP)療法も適応し得る．観血的治療としては，これまでは足底腱膜の部分切離が行われてきたが，近年では超音波吸引装置である TENEX® を用いた最小侵襲手術が行われる(**図 6-c, d**)．この手法では局所麻酔下もしくは神経伝達麻酔下に病変部直上で小切開を加えて，エコーガイド下に病変部まで機械を誘導し，超音波により病変部を選択的に破砕，乳化し吸引する．

滑液包炎

滑液包は関節周辺の組織間に存在し，内面を被覆された袋様構造で，液体が貯留する．関節運動に伴い，皮下が大きく動く部位に頻発する．足部では足関節外側前方に発生することが多く(**図 7**)，肘関節伸側や膝関節の背側にも頻発する．緊満を訴えるようなら穿刺を行う．エコーガイド下に行うことでより皮神経を避けつつ確実に吸引できる(**図 8**)．再発を繰り返すようであれば被膜ごと観血的に切除する．

おわりに

皮膚科医が日常診療において遭遇し得る整形外科疾患について解説した．骨関節の症状や外傷に起因するものであれば患者も整形外科を受診するが，皮下の腫瘤や腫脹，表層部での疼痛などでは皮膚科を受診するかもしれない．腫瘍性病変や炎症性疾患に関しては速やかに整形外科専門外来へ

紹介することが望ましい.

文 献

1) 土屋弘行, 尾崎敏文：第 24 章軟部腫瘍. 標準整形外科学(中村利孝ほか監修, 井樋栄二ほか編), 医学書院, pp. 370-395, 2017.
2) 塚本真治：足部の腫瘍. 今日の整形外科治療指針(土屋弘行ほか編), 医学書院, pp. 883-884, 2021.
3) 伊東勝也ほか：足底線維腫. 黄色腫. ガングリオン. 改訂 4 版. 図説足の臨床(高倉義典監修), メジカルビュー社, pp. 369-377, 2023.
4) 松村憲晃ほか：前足根管症候群の 2 例. 中部整災誌, **43**(3)：625-626, 2000.
5) Tanaka Y, et al：Sclerotherapy for intractable ganglion cyst of the hallux. *Foot Ankle Int*, **30**(2)：128-132, 2009.
6) van den Bosch HC, et al：Images in clinical medicine. Achilles'-tendon xanthoma in familial hypercholesterolemia. *N Engl J Med*, **338**(22)：1591, 1998.
7) Eloy de Ávila Fernandes, et al：Achilles tendon xanthoma imaging on ultrasound and magnetic resonance imaging. *Rev Bras Reumatol*, **55**(3)：313-316, 2015.
8) Nazemi AK, et al：Glomus Tumor of the Lower Extremity Previously Misdiagnosed as Complex Regional Pain Syndrome in Close Proximity to a Myxofibrosarcoma：A Case Report. *J Am Acad Orthop Surg Glob Res Rev*, **6**(7)：e21.00311, 2022.
9) Walling AK：Chapter 13. Soft tissue and bone tumors. Surgery of the foot and ankle(Couglin MJ, Mann RA, Saltzman CL, eds), 8th ed, Mosby Inc. Philadelphia, pp. 707-735, 2007.

FAX による注文・住所変更届け

改定：2024 年 1 月

毎度ご購読いただきましてありがとうございます．

読者の皆様方に弊社の本をより確実にお届けさせていただくために，FAX でのご注文・住所変更届けを受けつけております．この機会に是非ご利用ください．

◇ご利用方法

FAX 専用注文書・住所変更届けは，そのまま切り離して FAX 用紙としてご利用ください．また，注文の場合手続き終了後，ご購入商品と郵便振替用紙を同封してお送りいたします．**代金が税込 5,000 円をこえる場合，代金引換便とさせて頂きます**．その他，申し込み・変更届けの方法は電話，郵便はがきも同様です．

◇代金引換について

代金が税込 5,000 円をこえる場合，代金引換とさせて頂きます．配達員が商品をお届けした際に，現金またはクレジットカード・デビットカードにて代金を配達員にお支払い下さい（本の代金＋消費税＋送料）．（※年間定期購読と同時に 5,000 円をこえるご注文を頂いた場合は代金引換とはなりません．郵便振替用紙を同封して発送いたします．代金後払いという形になります．送料は，定期購読を含むご注文の場合は弊社が負担します）

◇年間定期購読のお申し込みについて

年間定期購読は，1 年分を前金で頂いておりますため，代金引換とはなりません．郵便振替用紙を本と同封または別送いたします．送料弊社負担，また何月号からでもお申込み頂けます．

毎年末，次年度定期購読のご案内をお送りいたしますので，定期購読更新のお手間が非常に少なく済みます．

◇住所変更届けについて

年間購読をお申し込みされております方は，その期間中お届け先が変更します際，必ずご連絡下さいますようよろしくお願い致します．

◇取消，変更について

取消，変更につきましては，お早めに FAX，お電話でお知らせ下さい．

返品は，原則として受けつけておりませんが，返品の場合の郵送料はお客様負担とさせていただきます．その際は必ず弊社へご連絡ください．

◇ご送本について

ご送本につきましては，ご注文がありましてから約 1 週間前後とみていただきたいと思います．

◇個人情報の利用目的

お客様から収集させていただいた個人情報，ご注文情報は本サービスを提供する目的（本の発送，ご注文内容の確認，問い合わせに対しての回答等）以外には利用することはございません．

その他，ご不明な点は弊社までご連絡ください．

株式会社 全日本病院出版会　〒 113-0033 東京都文京区本郷 3-16-4-7 F
電話 03(5689)5989　FAX03(5689)8030　郵便振替口座 00160-9-58753

FAX 専用注文用紙 5,000円以上代金引換 (皮 '24.10)

Derma 年間定期購読申し込み（送料弊社負担）				
□ 2025 年 1 月〜12 月（定価 43,560 円）　　□ 2024 年＿月〜12 月				

□ Derma バックナンバー申し込み（号数と冊数をご記入ください）				
No. 　　/ 　　　冊　　No. 　　/ 　　　冊　　No. 　　/ 　　　冊				

Monthly Book Derma. 創刊 20 周年記念書籍	
□ そこが知りたい 達人が伝授する日常皮膚診療の極意と裏ワザ（定価 13,200 円）	冊

Monthly Book Derma. 創刊 15 周年記念書籍	
□ 匠に学ぶ皮膚科外用療法―古きを生かす，最新を使う―（定価 7,150 円）	冊

Monthly Book Derma. No. 348（'24.6 月増刊号）	
□ 達人が教える！ "あと一歩" をスッキリ治す皮膚科診療テクニック（定価 6,490 円）	冊

Monthly Book Derma. No. 340（'23.10 月増大号）	
□ 切らずに勝負！皮膚科医のための美容皮膚診療（定価 5,610 円）	冊

Monthly Book Derma. No. 336（'23.7 月増刊号）	
□ 知っておくべき皮膚科キードラッグのピットフォール（定価 6,490 円）	冊

Monthly Book Derma. No. 327（'22.10 月増大号）	
□ アトピー性皮膚炎診療の最前線―新規治療をどう取り入れ，既存治療を使いこなすか―（定価 5,500 円）	冊

Monthly Book Derma. No. 320（'22.4 月増刊号）	
□ エキスパートへの近道！間違えやすい皮膚疾患の見極め（定価 7,770 円）	冊

PEPARS 年間定期購読申し込み（送料弊社負担）	
□ 2024 年 1 月〜12 月（定価 42,020 円）　　□ 2023 年＿月〜12 月	

□ PEPARS バックナンバー申し込み（号数と冊数をご記入ください）	
No. 　　/ 　　　冊　　No. 　　/ 　　　冊　　No. 　　/ 　　　冊	

□ カスタマイズ治療で読み解く美容皮膚診療（定価 10,450 円）	冊
□ 足の総合病院・下北沢病院がおくる！ポケット判 主訴から引く足のプライマリケアマニュアル（定価 6,380 円）	冊
□ 目もとの上手なエイジング（定価 2,750 円）	冊
□ カラーアトラス 爪の診療実践ガイド 改訂第 2 版（定価 7,920 円）	冊
□ イチからはじめる美容医療機器の理論と実践 改訂第 2 版（定価 7,150 円）	冊
□ 臨床実習で役立つ 形成外科診療・救急外科処置ビギナーズマニュアル（定価 7,150 円）	冊
□ 足爪治療マスター BOOK（定価 6,600 円）	冊
□ 図解 こどものあざとできもの―診断力を身につける―	冊
□ 美容外科手術―合併症と対策―（定価 22,000 円）	冊
□ 足育学 外来でみるフットケア・フットヘルスウェア（定価 7,700 円）	冊
□ 実践アトラス 美容外科注入治療 改訂第 2 版（定価 9,900 円）	冊
□ Non-Surgical 美容医療超実践講座（定価 15,400 円）	冊
□ スキルアップ！ニキビ治療実践マニュアル（定価 5,720 円）	冊

その他(雑誌名/号数，書名と冊数をご記入ください)	
□	

お名前	フリガナ		診療科
		要捺印	
ご送付先	〒　　　―		

TEL： 　　（　　　）	FAX： 　　（　　　）

FAX 03-5689-8030 全日本病院出版会行

全日本病院出版会行　FAX 03-5689-8030

年　月　日

住 所 変 更 届 け

お 名 前	フリガナ	
お客様番号		毎回お送りしています封筒のお名前の右上に印字されております8ケタの番号をご記入下さい。
新お届け先	〒　　　　都道 　　　　府県	
新電話番号	（　　　　　）	
変更日付	年　月　日より	月号より
旧お届け先	〒	

※　年間購読を注文されております雑誌・書籍名に✓を付けて下さい。

☐ Monthly Book Orthopaedics （月刊誌）

☐ Monthly Book Derma. （月刊誌）

☐ Monthly Book Medical Rehabilitation （月刊誌）

☐ Monthly Book ENTONI （月刊誌）

☐ PEPARS （月刊誌）

☐ Monthly Book OCULISTA （月刊誌）

FAX 03-5689-8030

全日本病院出版会行

バックナンバー 一覧

2024 年 10 月現在

Monthly Book

Derma. デルマ

―― 2025 年度　年間購読料　43,560 円 ――
通常号：定価 2,860 円（本体 2,600 円＋税）× 11 冊
増大号：定価 5,610 円（本体 5,100 円＋税）× 1 冊
増刊号：定価 6,490 円（本体 5,900 円＋税）× 1 冊

═══ 2021 年 ═══

No. 304 口腔粘膜疾患のすべて　編／髙橋愼一

No. 305 免疫再構築症候群／irAE の学び方・診方
編／末木博彦

No. 306 これだけは知っておきたい 軟部腫瘍診断
編／清原隆宏

No. 307 日常診療にこの1冊！皮膚アレルギー診療のすべて
定価 6,380 円（本体 5,800 円＋税）　編／森田栄伸　増刊

No. 308 完全攻略！新生児・乳児の皮膚マネジメントマニュアル
編／玉城善史郎

No. 309 どう診る？汗の病気　編／藤本智子

No. 310 白癬を究める　編／原田和俊

No. 311 皮膚科処置 基本の「キ」　編／門野岳史

No. 312 角化症診療マニュアル　編／河野通浩

No. 313 皮膚疾患とマイクロバイオーム　編／森実 真

No. 314 手元に1冊！皮膚科混合・併用薬使用ガイド
定価 5,500 円（本体 5,000 円＋税）　編／大谷道輝　増大

No. 315 光による皮膚トラブル―光線過敏症から光老化まで―
編／森脇真一

No. 316 知っておくべき高齢者の皮膚の扱い方―スキン-テア，MDRPU，IAD まで―
編／磯貝善蔵

═══ 2022 年 ═══

No. 317 母斑・母斑症の診療 update―基礎から実践まで―
編／金田眞理

No. 318 ここまでできる！最新オフィスダーマトロジー
編／野村有子

No. 319 実践！皮膚疾患への光線療法―総集編―
編／山﨑文和

No. 320 エキスパートへの近道！間違えやすい皮膚疾患の見極め
定価 7,700 円（本体 7,000 円＋税）　編／出光俊郎　増刊

No. 321 イチからはじめる美容皮膚科マニュアル
編／古村南夫

No. 322 コロナ禍の皮膚科日常診療　編／髙山かおる

No. 323 私はこうする！痒疹・皮膚瘙痒症の診療術
編／片桐一元

No. 324 好中球が関わる皮膚疾患 update
編／葉山惟大

No. 325 まずはここから！皮膚科における抗菌薬の正しい使い方
編／山﨑 修

No. 326 これ1冊！皮膚科領域における膠原病診療の極意
編／茂木精一郎

No. 327 アトピー性皮膚炎診療の最前線―新規治療をどう取り入れ，既存治療を使いこなすか―
定価 5,500 円（本体 5,000 円＋税）　編／本田哲也　増大

No. 328 レーザー治療の専門医に聞く！皮膚科レーザー治療―基本手技と実臨床でのコツ―
編／長濱通子

No. 329 これで慌てない外傷患者治療マニュアル―熱傷・凍瘡から動物咬傷まで―　編／岩田洋平

═══ 2023 年 ═══

No. 330 色素異常症診療のポイント　編／鈴木民夫

No. 331 皮膚科領域でのビッグデータの活用法
編／山﨑研志

No. 332 食物アレルギー診療―開業医の立場での展開―
編／原田 晋

No. 333 ここまでわかった！好酸球と皮膚疾患
編／野村尚史

No. 334 こどもの皮膚疾患検査マニュアル
編／吉田和恵

No. 335 多汗症・無汗症診療マニュアル
編／大嶋雄一郎

No. 336 知っておくべき皮膚科キードラッグのピットフォール
定価 6,490 円（本体 5,900 円＋税）　編／玉木 毅　増刊

No. 337 痒みのサイエンス　編／石氏陽三

No. 338 ステロイドを極める！外用・内服・点滴療法―どう処方する？使えないときはどうする!?―
編／山本俊幸

No. 339 目・鼻周りの皮膚疾患を上手に治療する
編／山口由衣

No. 340 切らずに勝負！皮膚科医のための美容皮膚診療
定価 5,610 円（本体 5,100 円＋税）　編／船坂陽子　増大

No. 341 皮膚科医のための性感染症入門
編／原田和俊

No. 342 いまさら聞けない！ウイルス感染症診療マニュアル
編／清水 晶

═══ 2024 年 ═══

No. 343 基礎から学ぶ！皮膚腫瘍病理診断
編／山元 修

No. 344 皮膚科らしい傷の治しかた　編／浅井 純

No. 345 基本のキ！紅斑の診かた・治しかた
編／藤本徳毅

No. 346 知っておきたい！皮膚の保険診療
編／福田知雄

No. 347 今こそ極める蕁麻疹　編／田中暁生

No. 348 達人が教える！"あと一歩"をスッキリ治す皮膚科診療テクニック
定価 6,490 円（本体 5,900 円＋税）　編／中原剛士　増刊

No. 349 酒皶パーフェクトガイド　編／菊地克子

No. 350 皮疹が伝えるメッセージ　編／加藤裕史

No. 351 皮膚科医も知っておきたいワクチン
編／渡辺大輔

No. 352 まるわかり！爪疾患　編／髙山かおる

No. 353 皮膚科アンチエイジング外来
定価 5,610 円（本体 5,100 円＋税）　編／森脇真一　増大

※各号定価：2021〜2022 年：本体 2,500 円＋税（増刊・増大号は除く）
2023 年：本体 2,600 円＋税（増刊・増大号は除く）

※その他のバックナンバーにつきましては，弊社ホームページ
（https://www.zenniti.com）をご覧ください．

================= 次号予告（12月号） ================= 掲載広告一覧 =================

Update 今の薬疹を知る

編集企画／新潟大学准教授　　　　濱　　菜摘

「薬剤性過敏症症候群診療ガイドライン 2023」の
　ポイント……………………………浅田　秀夫
DIHS（薬剤性過敏症症候群）で有用な臨床指標と
　スコア—DDS スコアと AIP スコア—……水川　良子
DIHS に関わるサイトメガロウイルス感染症の
　検査法とその解釈…………………竹中　克斗
SJS/TEN—問題点と最新の知見を含めて—
　………………………………………渡辺　秀晃
SJS/TEN の病態にせまる……………木下　真直
SJS/TEN の新規予後スコア CRISTEN と
　その応用……………………………濱　菜摘ほか
重症薬疹に関わる遺伝子多型の新知見……莚田　泰誠
免疫チェックポイント阻害薬の皮膚障害と
　重症薬疹……………………………渡邉　裕子
エンホルツマブ ベドチンによる皮膚障害は
　薬疹か？……………………………藤山　幹子
SJS 患者会から………………………湯浅　和恵

鳥居薬品　　　　　　　　　　　　　表2
ケイセイ　　　　　　　　　　　　　表3
レオファーマ　　　　　　　　　　　表4
日本イーライリリー　　　　　　　　前付1
カイ インダストリーズ　　　　　　16

編集主幹：照井　正　日本大学教授(研究所)
　　　　　　大山　学　杏林大学教授
　　　　　　佐伯秀久　日本医科大学教授

No. 354　編集企画：
中西健史　明治国際医療大学教授

Monthly Book Derma.　No. 354

　2024 年 11 月 15 日発行(毎月 15 日発行)
　　定価は表紙に表示してあります.
　　　　　Printed in Japan

ⒸZEN・NIHONBYOIN・SHUPPANKAI, 2024

発行者　　末　定　広　光
発行所　　株式会社　**全日本病院出版会**
　〒113-0033 東京都文京区本郷 3 丁目 16 番 4 号 7 階
　　　　　電話 (03)5689-5989　Fax (03)5689-8030
　　　　　郵便振替口座 00160-9-58753
印刷・製本　三報社印刷株式会社　　電話 (03)3637-0005
広告取扱店　㈱メディカルブレーン　電話 (03)3814-5980

・本誌に掲載する著作物の複製権・翻訳権・上映権・譲渡権・公衆送信権（送信可能化権を含む）は株式会社
　全日本病院出版会が保有します.
・JCOPY ＜(社)出版者著作権管理機構　委託出版物＞
　本誌の無断複写は著作権法上での例外を除き禁じられています. 複写される場合は,そのつど事前に,(社)出版
　者著作権管理機構(電話 03-5244-5088, FAX 03-5244-5089, e-mail: info@jcopy.or.jp)の許諾を得てください.
・本誌をスキャン,デジタルデータ化することは複製に当たり,著作権法上の例外を除き違法です. 代行業者等の
　第三者に依頼して同行為をすることも認められておりません.